U0237280

望诊奇术

黄帝内经

王栋 常虹 著

天津出版传媒集团
天津科学技术出版社

图书在版编目（CIP）数据

黄帝内经：望诊奇术 / 王栋，常虹著 . -- 天津：天津科学技术出版社，2022.5（2023.6 重印）

ISBN 978-7-5576-9999-4

Ⅰ. ①黄… Ⅱ. ①王… ②常… Ⅲ. ①《内经》②望诊（中医）- 基本知识 Ⅳ. ① R221 ② R241.2

中国版本图书馆 CIP 数据核字 (2022) 第 068670 号

黄帝内经：望诊奇术
HUANGDINEIJING：WANGZHEN QISHU

责任编辑：孟祥刚
责任印制：兰　毅
出　　版：天津出版传媒集团
天津科学技术出版社
地　　址：天津市西康路 35 号
邮　　编：300051
电　　话：（022）23332490
网　　址：www.tjkjcbs.com.cn
发　　行：新华书店经销
印　　刷：艺堂印刷（天津）有限公司

开本 787×1092　1/16　印张 14　字数 140 000
2023 年 6 月第 1 版第 2 次印刷
定价：65.00 元

\ 序 /

学习望诊，可以改自己的形，改自己的命运

望诊是中医四诊之首，有“望而知之谓之神”之谓，我学医之初便对其充满了好奇，尤其当我读到《针灸甲乙经》中记载医圣张仲景通过望诊准确预测王仲宣20年后当眉落又半年当死的案例，这个记载充满神秘感，让初入中医药之门的我对望诊技术十分向往。

后来，我在学校学完《中医诊断学》后，对望诊无比失望。因为学完诊断学，几乎没有人可以通过患者的面相或舌象得出任何神奇的判断。直到2004年我去菏泽市中医院实习期间，偶遇到一名志愿者，她是机关退休老干部，竟然通过手相准确判断出我同学身上的诸多疾患，甚至他当天长的口腔溃疡都被诊断出来了。

经此事后，我对望诊重拾了信心，先后学习了张延生手诊、王大有手诊、王晨霞手诊。读研究生期间我跟随导师高树中先生学习，老师在传统中医方面造诣颇高，尤其是对《黄帝内经·灵枢》《难经》等望诊典籍的解读，深刻影响了我，并为我以后学习

望诊之路打下了基础，真正让我走进了望诊的大门。通过跟随高老师学习，我在临床上见证了中医望诊的神奇。例如，有一名老年妇女的人中沟常年毛囊发炎，根据《黄帝内经·灵枢》："面王以下者，膀胱子处也"，我判断出她有泌尿系统及妇科的炎症；再如，一名老年男性鼻梁长出黑色菜花状物，通过《黄帝内经·灵枢》："直下者，肝也"，我判断他有肝癌。

为了将望诊学得更好，我又师从杨春志先生学习了《麻衣神相》《柳庄相法》《奇门相法》等。

自此，我愈加发现每一现象背后一定有它的物质基础，中医的望诊也一样——"象"的背后，有其自然科学的规律。

什么是"象"呢？它是气血、阴阳、五脏六腑状态的显现。比方说眼睛红、鼻子大等很直观能让人看见的"象"。曾有一位女性患者因体弱多病来就诊，因为被中西医诊治多次效果不显，经人介绍找到了我。由于反复医治无效，她对医生有一种不信任感，当时我看到她的瞳孔较正常人大，就随口说出"您是否严重失眠"，她当即被中医的诊断所征服，原来最困扰她的问题就是失眠。

为什么观察瞳孔变大能够诊断出失眠的结果呢？

瞳孔的大小受交感神经与副交感神经调控，当交感神经兴奋时瞳孔会变大，而交感神经异常兴奋的表现之一就是失眠。在《黄帝内经·灵枢》中称瞳孔为命门，指阳气出入之门，当瞳孔变大时阳气的出大于入，阳不入阴故而失眠。我就是通过这个

“象”，判断出患者有失眠的症状，从而对症下药，调理好了她的疾患。

一旦掌握了望诊的方法，就可以执简御繁，准确判断出所需要的信息，掌握规律和事物的走向。比如说当一个物体被抛出时，它的起点就决定了它的终点（抛物线原理）。我们人也是这样，你找到他的“象”，就找到“象”的起点了，那你就知道“象”的终点在哪了。

为什么知道“象”就能找出产生“象”的原因呢？

因为有其气必有其形，有其形一定有其气。比如，看一个心胸开阔的人，他的印堂可能比较宽；心胸特别狭窄的人，他的印堂会非常窄。面相是你长时间的心理活动表现在外的征象。学习望诊能让我们对问题本质认识得更加清晰。

中医的望诊包含面诊、手诊、舌诊等，本书主要讲解了《黄帝内经》面诊的内容。

人体面部的络脉丰富，为脏腑气血之外荣，经脉之所聚。《黄帝内经·灵枢》曰：“十二经脉，三百六十五络，其血气皆上于面而走空窍。”中医认为，人体的五脏六腑在面部都有一定的反射区，面部就是脏腑的“外衣”。

在古代，中医通过观察患者的身体特征来确定这个人是否患病，患的什么病，以及患病轻重。一个普通人学会了望诊，则也能通过观察面部中各反射区的神、色、形态等变化，判断自己或家人五脏六腑各个部位的健康状况。

本书的内容，包含看眼识病，看耳识病，看面色识病，以及看牙、看人中、看皱纹、看印堂、看眼袋、看眉形、看头发、看咽喉识病等，大家掌握了这些知识，则可以轻松预知自己或家人健康与否。

人之所以会得病，是因为身体的气血、阴阳不平衡。而气血、阴阳之所以不平衡，是因为你内心的世界不平衡。所以，身体上的“象”（症状）是一个人内心以及生活方式的显现。我们应该感恩疾病，因为它在用特殊的方式唤醒我们——通过调理来唤醒内心，从而改自己不良的生活方式、改自己的形、改自己的命运，这才是我们学习望诊的用处。

愿朋友们学习了本书中面诊的知识之后，可以助人助己，引人归于正途。

王栋

2021年10月8日

\ 目录 /

\ 第一章 /

中医的诊断术：望、闻、问、切神奇在哪？

\ 第二章 /

望诊实际上是一门科学

\ 第三章 /

如何看自己是哪形人，会得什么病？

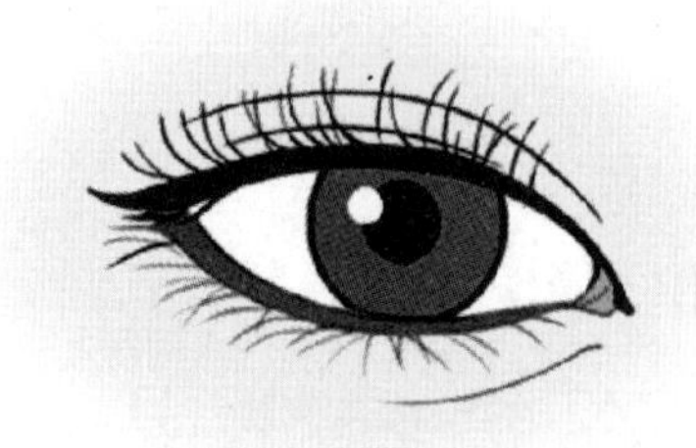

\ 第四章 /

看眼识病

\ 第五章 /

看鼻识病

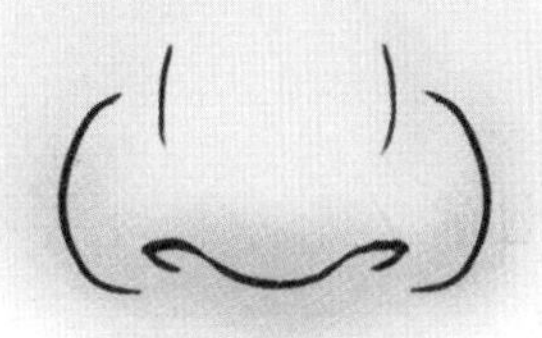

\ 第六章 /

看耳识病

\ **第七章** /

什么样的面相是健康的？

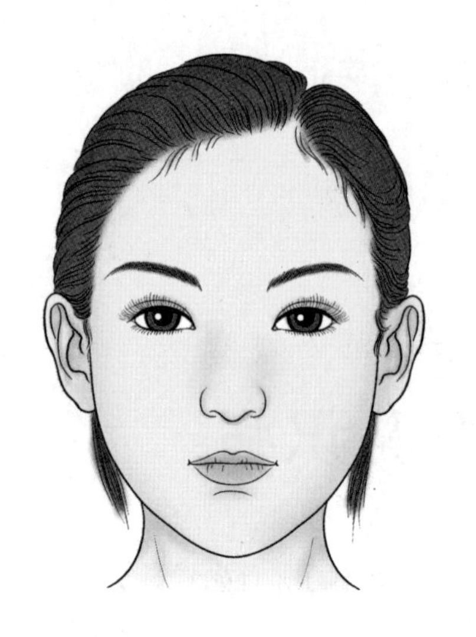

\ 第八章 /

看不见这些健康隐患，身体就可能出大问题

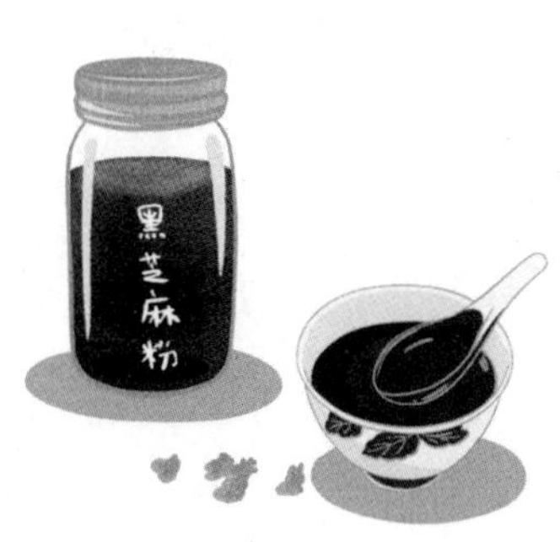

第一章

中医的诊断术：望、闻、问、切神奇在哪？

中医的四大诊断方法——望、闻、问、切对判断身体的健康有着神奇的作用。通过看特征、闻味道、听声音、问病症、切脉就能将一个人的身体状况查清楚。

1 望而知之谓之神：看一眼脸和耳朵就知道你肾虚

至今，中医诊断技术已有 2000 多年的历史，共分为四诊，分别是望、闻、问、切，望诊排在首位。

古人常说“望而知之谓之神”，很多高明的医生，见患者的第一眼，诊断就已经完成了，此人得什么病他已了然于胸。而且，不光可以诊断出患者得了什么病，还可以说出患者的生活背景、家庭情况、孩子的情况，甚至工作环境、居住环境大概是什么样子等。

比如，中医怎么看一个人是否肾虚呢？

耳朵又小又薄的人肾虚

中医说“肾开窍于耳”，一个人耳朵长成什么样子，可以反映他肾功能的强弱、遗传基因的好坏等情况。

俗话说，“耳朵大有福。”现代医学研究也发现，80% 以上的长寿老人都有一对大耳朵。

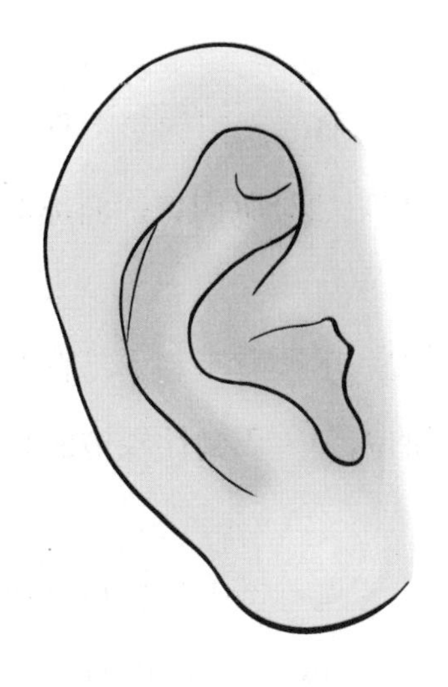
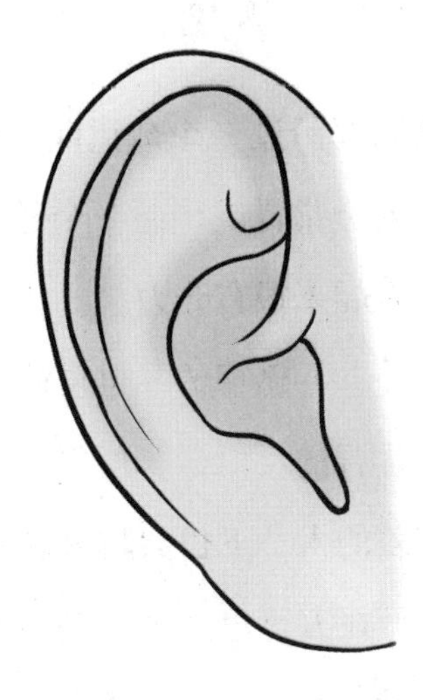

中医认为，耳朵大的人，肾气旺盛，寿命更长。民间也常说“耳朵大有福”。肾气足的父母，生出的孩子也比较健康。

如果一个人的耳朵长得很大、有肉、比较丰满，就说明他的遗传基因好，也说明他父母的肾很好；反之，耳朵长得很小、非常薄，则说明他的遗传基因不太好，也说明他父母的体质比较虚弱，可能不太容易长寿。

长得尖嘴猴腮，往往肾虚、脾虚、肺功能差

我们都听过一个成语叫“尖嘴猴腮”，面部无肉的尖嘴猴腮脸型的这类人通常肾虚；而一个肾好的人，他的全身肌肉包括面部都是饱满的，看起来很有张力。

另外，下巴窄的人也可能肾虚，因为在中医看来，下巴在五行中属水，是肾的反射区。所以，**肾功能好的人，下巴会比较饱满；而肾功能较差的人，下巴会越来越窄。**

颧骨在五行里属金，是肺的反射区。如果一个人的颧骨很高、肉少（这种人脾肾两虚，先后天均不足，体质偏差），这样的人性格直来直去，不会拐弯，做人做事也比较清廉，眼里容不得半粒沙子；反之，一个人颧骨的肉比较厚，表明肾与脾的功能比较好，皮下脂肪丰厚（颧骨是肺的反射区，肌肉是脾肾的反射区）。

腮在五行中属土，是脾胃的反射区。中医认为，脾主肌肉，当一个人脾胃功能非常好，合成代谢非常旺盛时，他的脂肪就会在皮下堆积，腮部就会比较丰满；反之，腮部如果没有肉，说明脾胃消化功能太弱了，表现在腮部就是腮凹无肉（猴腮）状。

我们面部有一个地仓穴，其中“地”指脾胃，“仓”指仓库，即藏谷处。一个人的脾胃好不好，脾胃里的气血足不足，看地仓穴就可以看出来：地仓饱满则脾胃好，反之则脾胃有问题。

平时按压、艾灸或针刺地仓穴，都可以起到调理脾胃的作用。

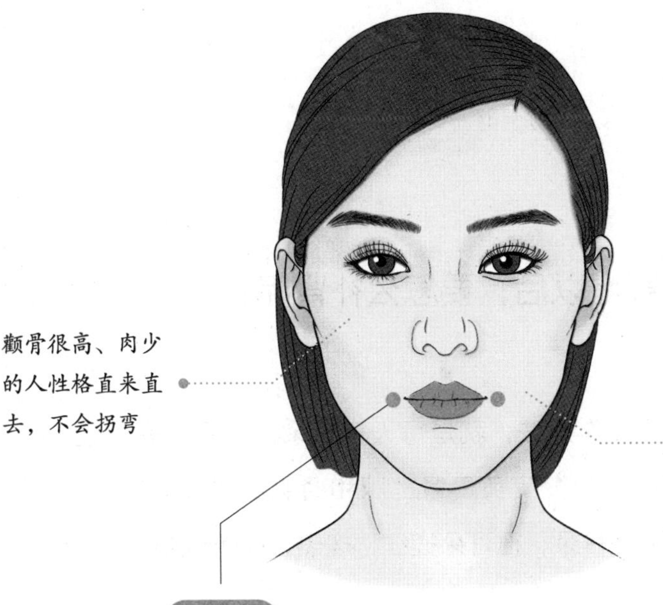

地仓穴

经属：足阳明胃经。

位置：口角外侧，口角旁开 0.4 寸，上直对瞳孔。

应用：一个人的脾胃好不好，脾胃里的气血足不足，看地仓穴就可以看出来。

总的来说，肺、脾功能有问题，都会导致肾功能减弱（脾是五脏之母，脾虚不能滋养五脏，当然包括肾。金生水，肺虚同样不能生肾水）。所以，有尖嘴猴腮脸型的朋友一定要多注意调理自己的肺、脾、肾。

肾虚以后，要怎么补肾呢？

最简单的操作方法，就是每天搓耳朵。耳朵上有条迷走神经，其中一个分支负责肾上腺和肾脏的供血。所以，只要我们每天搓耳朵，把耳朵搓红、搓热，就可以强肾。

2 闻而知之谓之圣：听声音、闻气味，就能判断这人有什么病

说话直来直去，声音比较刺耳，肺可能不太好

中医四诊的第二诊是闻诊——“闻而知之谓之圣”。

闻诊，第一是听声音，第二是用鼻子闻。

会闻诊的人，听一个人的声音，就能够判断出他的身体哪里失调了。比如，一个人说话有气无力，可能是气虚；一个人说话声音非常高亢，这代表他的阳气可能比较亢奋。

表1　五形人的说话特点

木形人	通常说话声音低，但高亢
金形人	通常性格比较严肃，说话直来直去、横冲直撞，声音比较尖、刺耳
火形人	通常说话比较快，且容易出错
土形人	通常说话声音非常厚重
水形人	通常说话会有嗓子里有痰的感觉——吐字不清楚，多是痰湿体质

一个人身上有烂苹果味，说明他可能有糖尿病

除了“听”以外，闻诊还指用鼻子闻。

每个人身上的味道是不一样的。比如，一个糖尿病患者，如果血糖没控制好，身上会散发一种烂苹果的味道；一位有宫颈糜烂或宫颈癌的女性，身上会有一股特殊的恶臭。

有的男性也没有什么疾病，但身上会散发一种特殊的汗臭或脚臭味，说明这是一个雄性激素非常高的人。他身上有这种味道，不是不讲卫生，他再怎么洗，这种味道还是有。正因为如此，男性也经常被称为“臭男人”。

一个小伙子，20 来岁，有这种味道正常，因为这个年龄段正好雄性激素非常高。**但如果一个女性从你面前走过，你也闻到一股脚臭味，那她可能得了多囊卵巢综合征。同样，如果你在一个男性身上闻不到一点汗臭味，反而闻到了女性淡淡的味道，感觉他有一股女性的阴柔之美，就说明他的性功能可能是有问题的，而且这种人很容易患男科疾病。**

3 问而知之谓之工：真正的大医，只需听你说两句话就能开方

中医四诊的第三诊是问诊——“问而知之谓之工”。

在医院里，我们经常见到医生和患者谈话，其实这就叫问诊。很多人去看中医，如果不给他摸脉，他会觉得这个中医的水平很低，怎么问两句就给开药了……

其实，善于问诊的医生非常了不起。

现在医疗诊断技术很发达，很多患者来找中医前已经在医院明确了诊断，在此前提下治疗方案会相对稳定，所以高明的医生问几句就能够开具处方了。

“问而知之谓之工”中的工，是工匠的意思。问诊是一种医术、技术，所以被称为工。古人认为，如果一个中医能从工匠上升到高层次，他就是医圣，再往上就是医神。

切而知之谓之巧：一摸脉，就知道患肿瘤的人预后如何

中医四诊的最后一个是脉诊，也叫切诊——“切而知之谓之巧”。

其实，脉诊是普通人对中医的第一印象，在临床上经常遇见患者考我们：“王大夫，你给我摸摸脉，看看我有啥问题？”

一个医生如果脉诊得准确，也是非常了不起的。

比如，不管肿瘤患者有没有做手术，中医对于他的预后效果是有自己判断方法的。

给大家举个案例：

三年前，有一次我回山东老家，家里有个亲戚得了乳腺癌，手术时发现，她的盆腔里全是肿瘤，且广泛转移到两个股骨和腰椎。当时原发部位的手术很成功，之后放化疗也都做了，其中化疗剂量达到了最顶点，但肿瘤还是没控制住。最后医生告诉她只能是回家，然后想吃点啥就吃点啥……

这是当地最好的医院给下的诊断，她一看医生都这么说了，就觉得彻底没办法了，今年能不能挺过去还不好说。

我见到这个亲戚的时候，她正躺在床上，然后我搭了一下她的脉，说：“你这个病有得治……”

如今三年过去了，她还活得好好的，大家都认为是奇迹。

为什么我知道她的病有得治？

当时我搭了她的脉，感觉她的脉象浑厚有力，而且心率很慢。通过这两点，我判断她的预后一定好。更重要的是她的脉跳得慢，证明肿瘤发展得慢，这为我争取了治疗她的时间。

心率大家都可以数得到，一般心率快的肿瘤患者，多预后不良；心率慢的肿瘤患者，为医生的治疗留下了巨大空间，甚至可能被治愈。

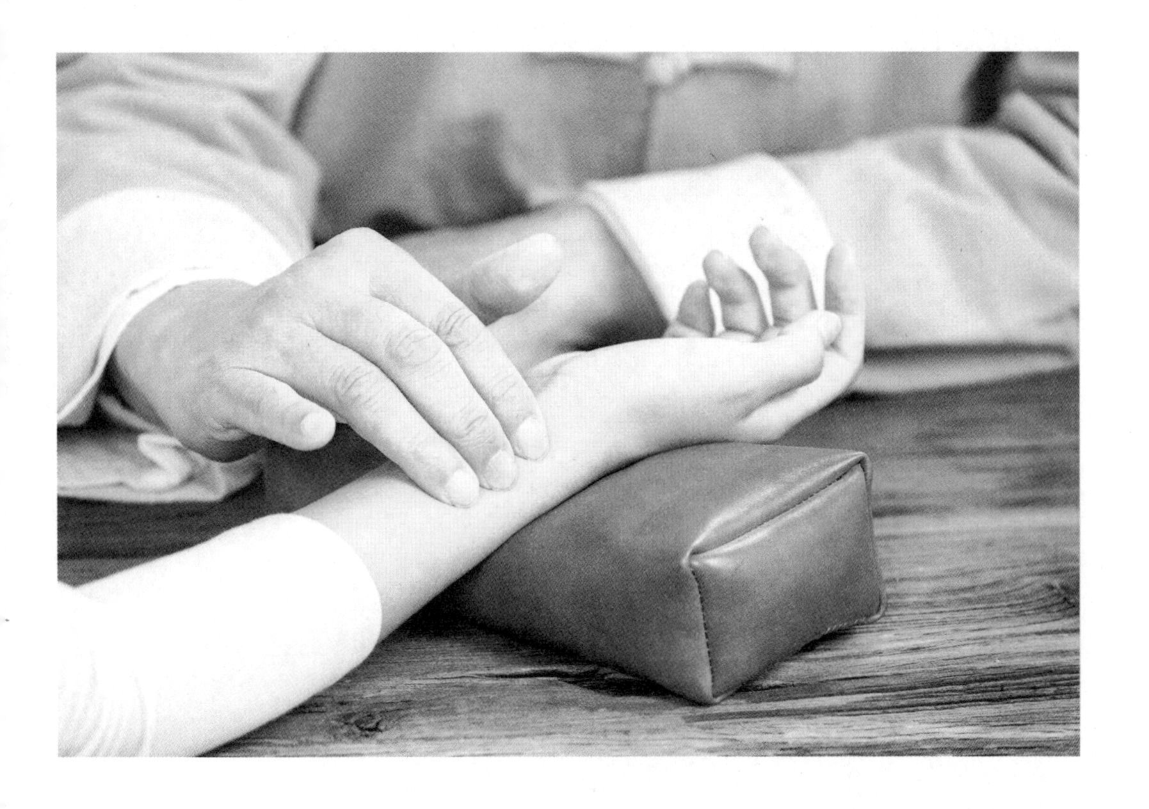

第二章

望诊实际上是一门科学

望诊其实是望这个人的“象”，中医有取类比象的说法，比如耳朵长得特别像肾。有其形必有其气，耳朵的气场跟肾脏的气场是共振的，耳朵丰满就是肾气足的表现。

1 神医张仲景是如何看人生死的？

在中医史上，“望、闻、问、切”四诊，尤其望诊，是非常神奇和实用的，一直被后人传承、运用和发扬光大，造福着一代又一代人。

记得当年在上大学时，老师给我们讲过一个望诊的故事：

东汉时期建安七子中有个叫王粲的，字仲宣，他非常有才，写过一首《七哀诗》：“出门无所见，白骨蔽平原。路有饥妇人，抱子弃草间。”

写这首诗时王仲宣才20多岁，已经是当时闻名全国的才子了。一次，张仲景见到他，对他说：“君有疾。”

谁都不喜欢别人说自己有病，但是张仲景见到王仲宣就说“你有病”，非常直截了当，接着又说：“40岁的时候你的眉毛会脱落，如果你不治的话，187天之后就会死。”

当时张仲景给王仲宣开了一张方子，叫作五石散，让他拿回去吃，说吃上五天，20年之后他就不会死了。

过了三天，张仲景又见到了王仲宣，就问他：“你咋不爱惜生命，我给你开的药，你怎么没吃？”

王仲宣就说：“我吃了。”

张仲景说：“你肯定没吃，因为你的气色没有任何好转。”

时间验证了张仲景的判断，20 年后王才子的眉毛脱落，半年之后就死了。

王仲宣得的是什么病呢？相当于现代医学的空蝶鞍、席汉综合征、甲减等疾病。这个病虽然属于近代的病，其实古代也有，只不过张仲景那时候没有给它命名。而且张仲景不单知道这个病，还知道这个病如何望诊、如何治疗。

张仲景是如何看出来王仲宣得了这个病的呢？

如果一个人的激素水平低，从很多地方都能看出来。比如，眉毛稀疏、皮肤煞白、手脚冰凉等。这样的人体质差，更容易得病。

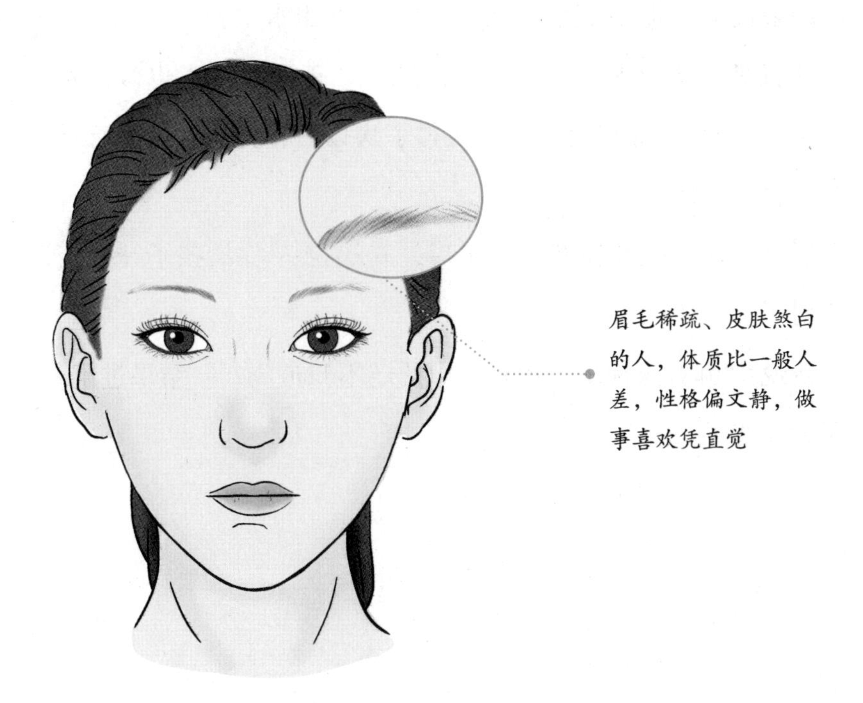

2 很多人得病后，身体没啥感觉，但气色却会暴露

很多疾病会先见于色，而不知于身——你没有体征，但是气色已经先改变了。在我上大学时，有一次放假回家，我妈问我："孩子你哪里不舒服？"

我说："我没不舒服。"

她说："你身上有问题。"

结果过了三天，我就发高烧，身上开始出水痘。

这就是《黄帝内经·灵枢》上说的："正邪之中人也微，先见于色，不知于身。"意思是，很多人得了病以后，身上没什么感觉，但气色上会有反映。

还有一次，是在我有了孩子后，我妈说："你给孩子开点药，孩子不对了。"

我说："哪有这回事，我当医生的还不知道吗？"结果过了一天，孩子就发烧了。

我就特别纳闷，我妈没学过中医，可是几年前她就能诊断我的病，现在还能诊断她孙子的病。我就问她：“妈，您怎么看出来的？”

“那还不简单吗？古代的老人流传下来的经验……”

其实，在疾病刚刚侵入人体的时候，中医通过望诊就可以看出端倪。

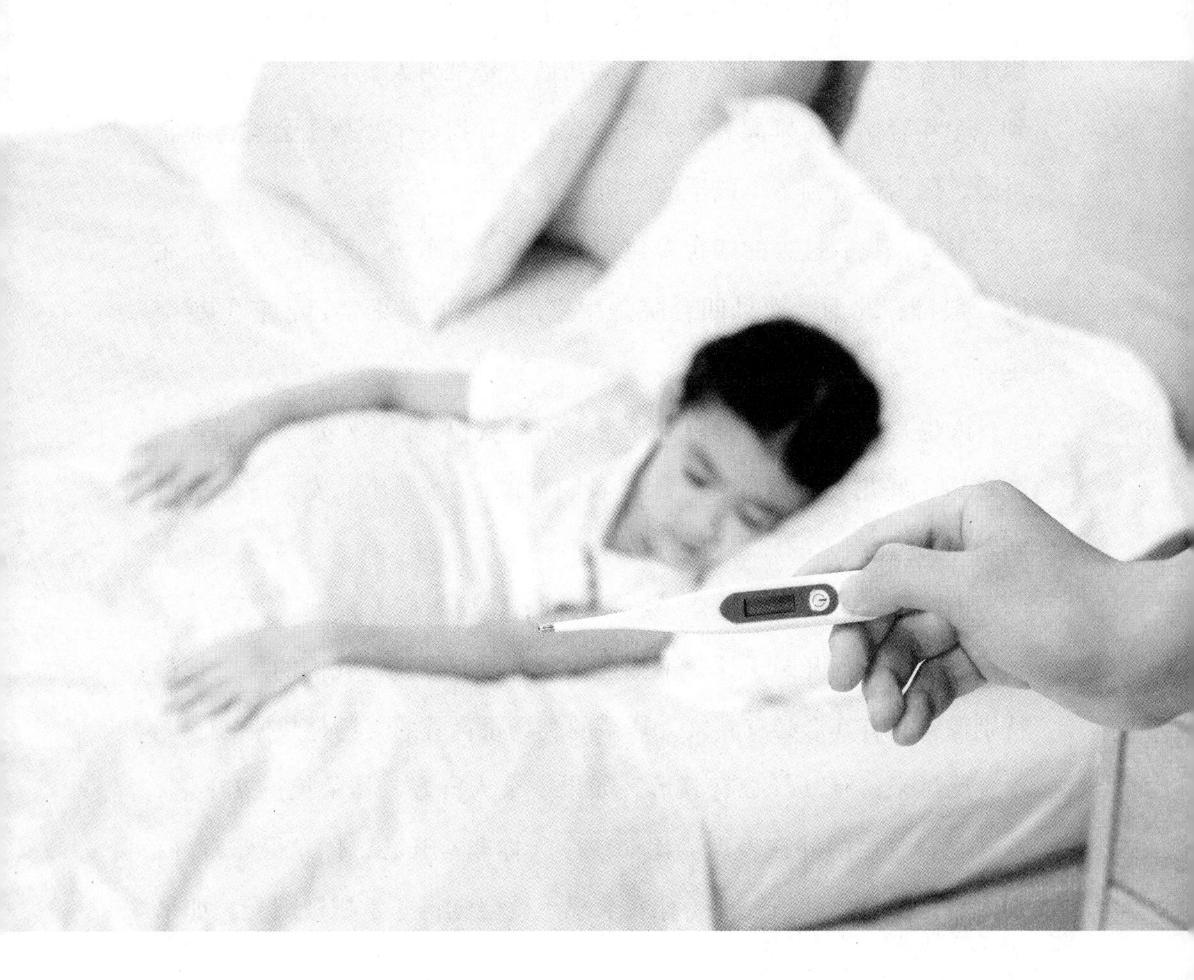

3 望诊其实是望“象”

中医有一种方法叫取类比象。我们看一个人，他有胡须、喉结，眉毛非常浓密，再看他的穿着，就知道这是个男人，有男人之象；看到一个年轻姑娘特别漂亮，会心生欢喜；看到一个小孩子会觉得非常可爱，因为你看到了小孩子的生机之象。

另外，我们过去的四合院建筑当中，会有东房、西房、主卧，主卧一般都在北面。而且四合院是中空的，中间是聚集口，它要越空越好。

人也是这样，比如脾胃喜欢空，不喜欢积。很多小朋友如果食积了之后，好几天缓不过来。所以我们常说，“若要小儿安，三分饥与寒”，就是让孩子的脾胃空一点好。

中医认为，人和天是合一的，人活着也要对应天象。

中医常说肾开窍于耳，不知道大家有没有发现，我们的耳朵长得特别像肾。有其形必有其气，耳朵的气场跟肾脏的气场是共振的。

反过来，有其气必有其形。如果一个人肾好，耳朵长得又丰满，这就是肾气足的外在表现。比如说今天你非常开心，休息得非常好，别人看你的气色和精气神（外在表现）就会觉得非常积极阳光。如果

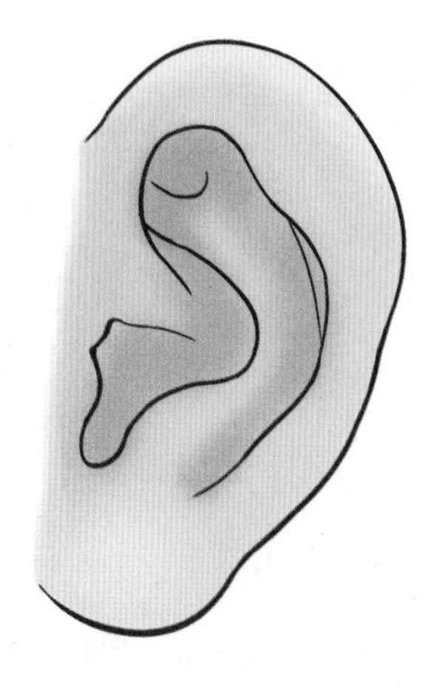

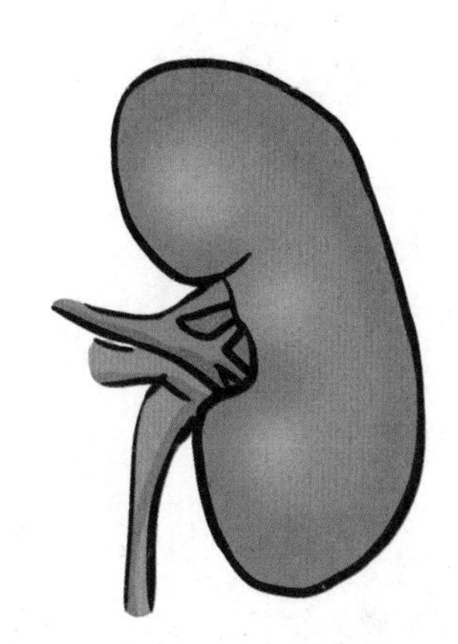

“肾气通于耳，肾和则耳能闻五音矣。”
肾和耳朵是相通的，肾中精气透支过度，
耳朵就会鸣响报警。

你昨天熬夜打游戏，没睡好，别人看你的气色就会觉得萎靡不振。

每个人都在捕捉“象”，只是中医找到了其中的规律，并且用在了医学上，这就是中医的望诊。

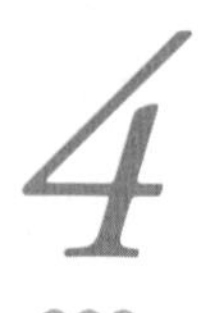

如何用“取象”原理来诊病？

中医是如何用“取象”的原理来诊断疾病的呢？

中国人很聪明，会求同存异，构建一些模型。比如，中医构建了阴阳模型，把万世万物分成了阴和阳，把疾病也分成了阴和阳。

当年西方记者问周恩来总理：“你们中国有多少厕所？”

周总理说：“中国有两个厕所，一个男厕所，一个女厕所。”

把万事万物分门别类，一下就抓住了事物的共性和个性。望诊也是这样，一个人如果看起来面色是红润的，他就属阳；如果看起来面色是黄的、黑的，没有光彩，他就属阴。

再细分一下，古代中医在临床上用得比较多的是五行（木、火、土、金、水）分类法。

木，指人体的气，属于生发的就叫作木；生发到极处，就叫火；开始收敛了，就叫金；收敛到最底，就叫作水；在中间运化的能量，就叫土。

这就是五行，它们只不过是身体能量（气）运动的五种状态。每个人身上都有这种能量，以及生长、长极、收藏、收极、运化的状态。

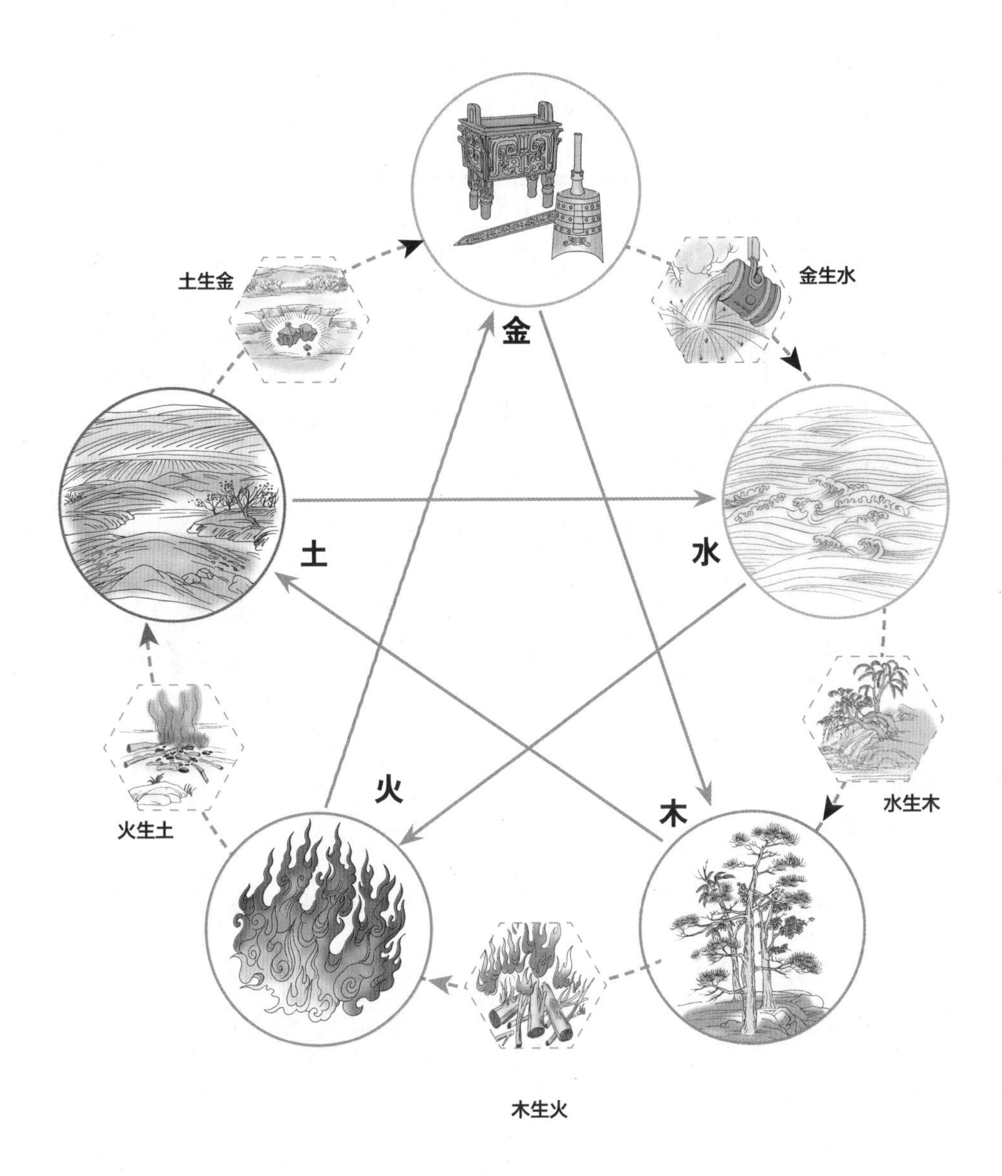

五行相生：

木生火→火生土→土生金→金生水→水生木

五行相克：

木克土→土克水→水克火→火克金→金克木

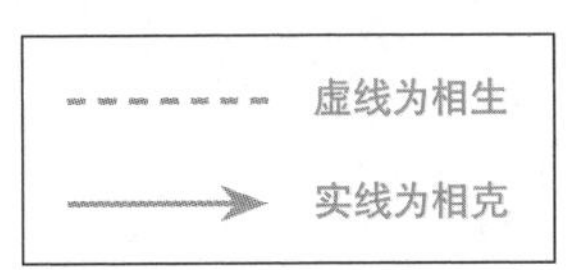

表 2　五行五脏对应表

五行属木	肝脏。糖类的转换、脂肪的代谢都要依靠它，因为肝脏具有生发、合成的特点
五行属金	肺和大肠。具有收敛、肃杀的特点
五行属火	心脑血管和小肠。有运化的作用，是能量的源头
五行属土	脾胃。主运化，给五脏六腑提供能量
五行属水	肾。人体最精华的一部分，主闭藏

如果我们能把万事万物，包括人跟疾病对应成五类，那么我们学习中医就会非常容易入手了。

第三章

如何看自己是哪形人，会得什么病？

中医将人分为五类，分别对应金、木、水、火、土。每一种类型的人都有他们的特点和易感疾病。判断出自己属于哪一形人，可以有效防治身体疾病。

五形人的特点

知道自己是哪形人，就能更准确推测出五脏六腑的健康情况，以便及时对疾病进行治疗。

中医望诊有一个口诀，叫作“木瘦金方水主肥，土形敦厚背如龟，上尖下阔名为火”，非常简单准确地描述了五行的特点，高度概括了五行望诊。按照五行把人分成五种类型后，就能大致知道每一类人的易感疾病。

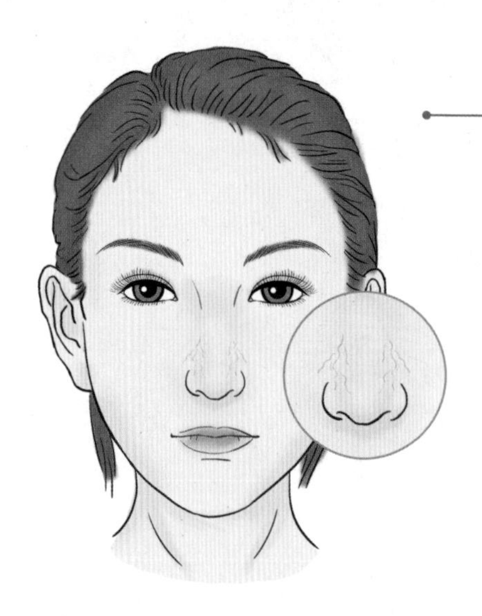

木形人

形态特点：身体修长，脸、舌头、手、肚脐都长。

面部特征：面色发青，青筋较多。

性格特点：倔强，情绪化。

易患疾病：乳腺、肝胆、消化系统等与情绪相关的疾病。

调理建议：多吃绿色蔬菜，常按太冲穴。

火形人

形态特点：面部轮廓“上尖下阔”，就像火苗一样。容易脱发，头发偏少，也偏黄。

面部特征：面色发红。

性格特点：轻财，少信，多虑，见事明。

易患疾病：心脑血管疾病。

调理建议：练瑜伽、站桩、打坐等静的功法。常按极泉穴和内关穴。

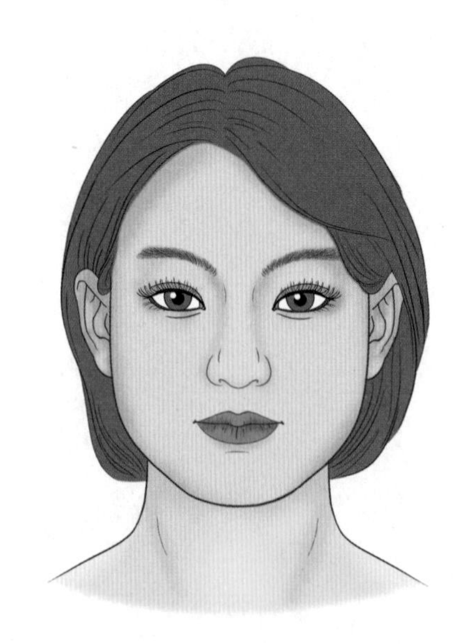

土形人

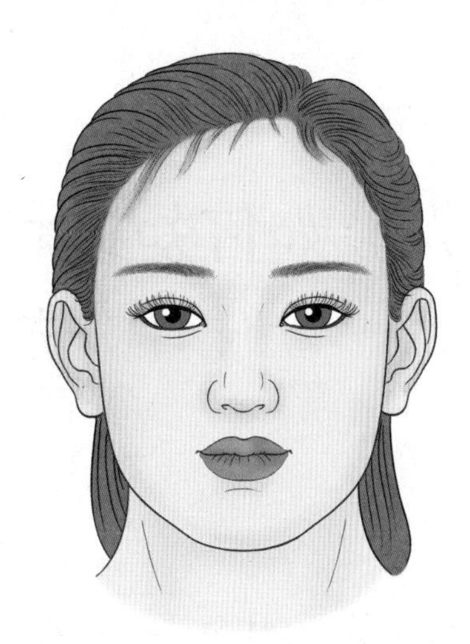

形态特点：后背和前胸很敦厚，肉很多。肚子很大，手和脚也是肉乎乎的。嘴唇也特别厚。整体看起来脑袋大、脖子粗。

面部特征：面色偏黄。

性格特点：比较稳重，不喜欢巴结人，嘴比较笨，爱思考。

易患疾病：消化系统疾病。

调理建议：多按揉足三里穴。

金形人

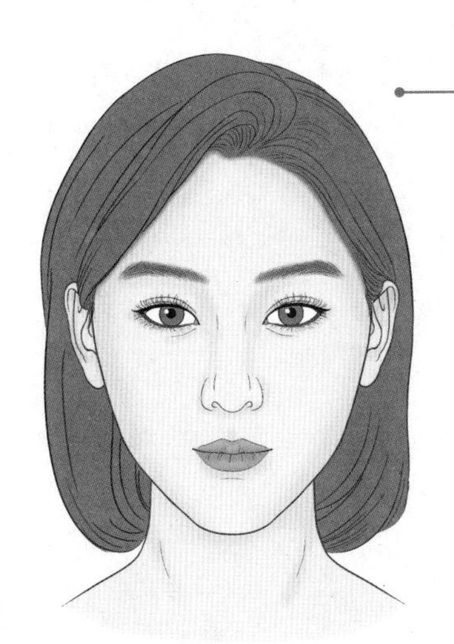

形态特点：身体的横径比正常人要宽一些，方肩，脸四方形，身上有棱角。

面部特征：面色发白。

性格特点：有一说一，不喜欢小动作，比较强势，爱找别人毛病，遇事爱往坏处想。

易患疾病：肺系统疾病。

调理建议：多按揉云门穴和中府穴。

水形人

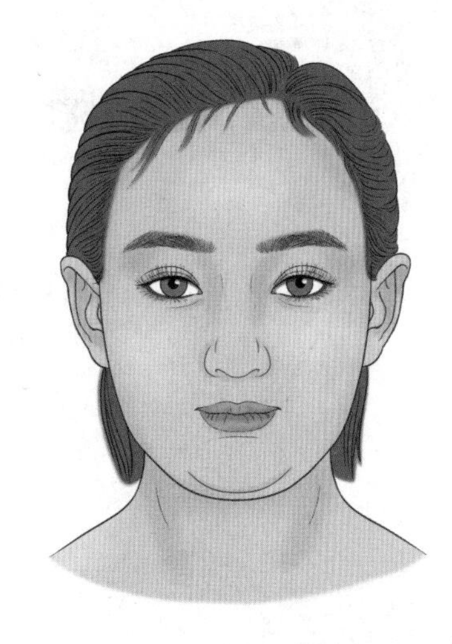

形态特点：肉松散，大肚子，双下巴。

面部特征：面色发黑。

性格特点：心宽，不精进。

易患疾病：泌尿系统疾病、高血脂、肾虚。

调理建议：多按揉涌泉穴。

1 如何知道自己是较真的木形人，会得什么病？

木形人的特征一：身体修长

“木瘦”是自然界中木的特点，所以木形人是瘦高个，这类人的特点是比较瘦，身体修长，脸、舌头、手也长。

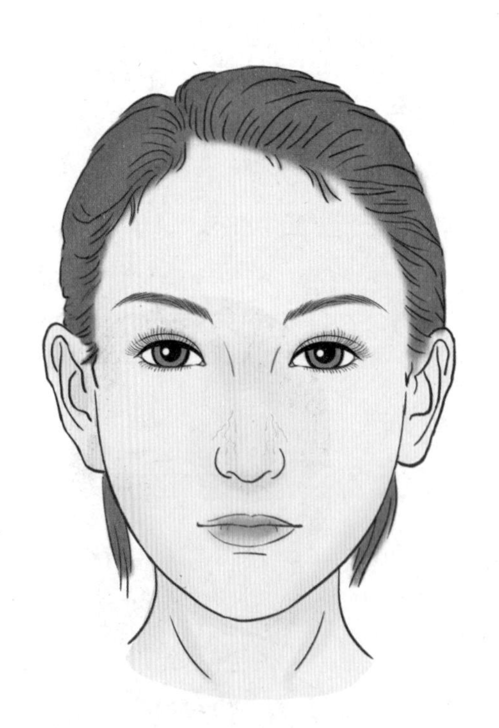

木形人比较瘦，身体修长，眉长目秀，脸、舌头、手也长。性格比较执着，偏情绪化。

这里的“木长”不是绝对值，是相对自己的横径来说的。一个人可能身高只有一米七，但是他很瘦，在人群当中就显得长了。或者，一个人身高一米八，跟一米七的人比是长了，但他的体重230斤（115千克），和自己比还是不够长。

木形人的脉搏也很长，脉象多见弦脉——肝脉（脉象是弦脉，其病多见于肝胆病）。所以我们看患者符合木形人特征，基本不需要摸脉，就知道他是弦脉，易感于肝胆性等疾病。

木形人的特征二：面色发青，身上青筋比较多

木形人体表的青筋比较多。面部可以看到血管，或者是身上血管非常清晰，或者手上、小腿等地方出现青筋，这基本上就可以判定他是木形人。还有很多年轻女孩的脸上，眼周、口周、鼻梁也有青筋。

木形人的性格特点：倔强、情绪化

木形人的性格特点是倔强，也可以叫执着。如果木形人执着一种技术或正道，就容易成功。

木形人多怒，爱发脾气，遇事爱打破砂锅问到底，比较情绪化。

木形人易得消化系统等疾病

一般木形人容易患消化系统疾病，比如，胆结石等。属木形人的

女性，个性比较强，较难跟异性相处。我们的情绪会影响肝，肝也是一个重要的内分泌器官。而控制不住自己情绪，经常生气的木形人，就容易得乳腺、肝胆、消化系统等与情绪相关的疾病。

木形人要怎么调理自己的身心？

首先，要把较真的劲头用在正确的地方，让自己变得宽容，不要过多关注琐事——这是养肝的秘诀。这样，木形人才会健康，并且亲子关系、跟父母的关系、跟同事的关系都会非常和睦。

木形人要用仁者爱人的心来养肝。另外，在饮食上可以多吃一些绿色食物，比如，猕猴桃、菠菜等。

每天按揉或用按摩锤叩打太冲穴，也可以起到疏解肝气的作用。

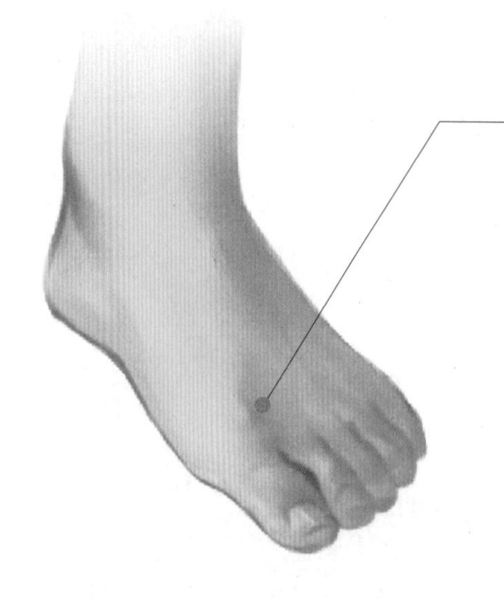

经属：足厥阴肝经。

位置：位于足背，第 1、2 跖骨间，跖骨结合部前方凹陷处。

应用：用于治疗高血压、头痛头晕、失眠、肝炎、乳腺炎、月经不调。

2 如何知道自己是聪明的火形人，会得什么病？

火形人的脸型"上尖下阔"

火形人是五形人中最聪明的，也最容易得急症。

火形人的面部轮廓"上尖下阔"，就像火苗一样。火形人很容易脱发，头发偏少，也偏黄。

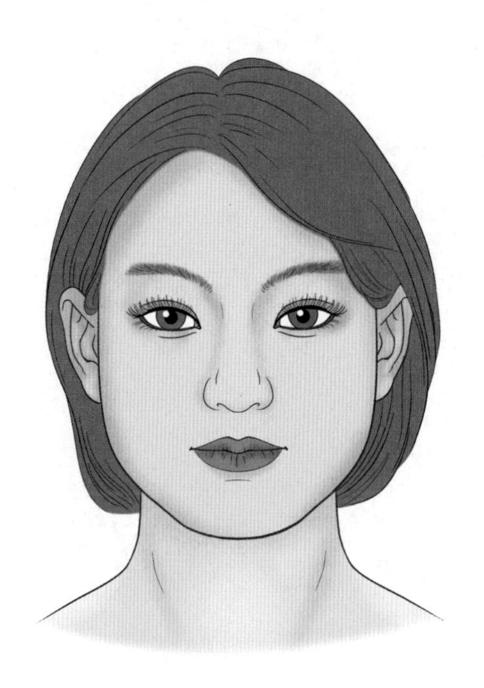

火形人的面部轮廓"上尖下阔"，很容易脱发，头发偏少、偏黄。急性子，凡事多虑，总能看到事情的本质。

因为火性炎上，耗伤上部阴液，故而火形人毛发稀疏。火性猛烈，来得快，走得快，能量骤变，故而火形人易得急症。

火形人脸色发红，性子急

“其人赤色”

火形人的特点之一就是“其人赤色”——脸色是发红的。火形人的肤色红彤彤的，皮肤也比较嫩，不显老。因为火形人的热量是往上散、往外散的，所以他的面色比较好，我们常说一个人满面红光，火形人就是如此。但大家要知道，满面红光不见得是好事。

“脱面”

“脱面”，就是头发比较少，显得面部开阔。因为火性炎上，年纪大了头发会比较少。

长胡须、头发，都是雄激素的作用，雄激素促进毛发的生长，但是物壮则老——发育到顶点就面临着衰老和死亡。雄性激素高的人，年轻的时候毛发量是特别充足的，胡须很浓密，还长胸毛，腿毛也很长。但是他发育到顶点，就进入了衰退期。

“行安地”

火形人走路很快、很急，所以叫“行安地”。火形人属于急心性，就是心里边特别急，还比较喜欢抖腿、摇摆，不太会安安静静地坐着。

火形人的性格特点：轻财，少信，多虑，见事明

“轻财”

记得有一次我出诊去给一个老板看病，他一下给了我好多钱——这就是火形人的特点，他在金钱方面比较大方，“轻财”。

“少信”

火形人对他的合作伙伴或是周边的人不太信任，凡事亲力亲为。

“多虑”

火形人的思虑比较多，比如说你跟火形人在一块聊天，说了一句“今天我没吃好”，他就想多了——是不是他想让我请他吃饭了？或者是不是他有其他想法？

“见事明”

通常，这个事别人都想不明白是咋回事，你向火形人请教，他一下就能给你找到事情的症结所在。

火形人易得心脑血管疾病

心脑血管疾病是火形人的易感疾病。《黄帝内经》中记载，“急心，不寿，暴死”，就是说火形人的心很急，容易得暴疾，严重的会猝死。

在扁鹊写的《难经》中，对火形人有进一步描述："面赤，口干，喜笑"，这和《黄帝内经·灵枢》的诊断是一样的。

"口干"：火形人的阳气比较亢奋，会亢上，所以易出现口干、口苦，以及精神层面的问题，如心烦。

"喜笑"：火形人特别容易开心，一开口就哈哈大笑，声音特别洪亮，有时候你也不知道他的快乐是哪来的。我们在临床上见到一些患者，在没有进诊室之前，就先听到他爽朗的笑声了。

中医认为，喜伤心。喜悦应该是很柔和的，所以那种长时间的、较强向外散发的喜悦，属于能量外泄，久之会导致心脑血管疾病。

火形人要怎么调理自己的身心？

以前人的寿命都不长，民国时期中国人的平均寿命是34岁，新中国成立之后的平均寿命是65岁，现在人的平均寿命是76岁（2019年数据）。基本上中国人的平均寿命在延长，为什么？其中一个原因就是现代医学对于心梗和传染病的防治水平提高了。很多心脏病患者会提前诊断、提前介入，大大减少了死于心脏病、肿瘤、传染病的概率，所以人的平均寿命一下就提高了。

火形人的性子急，特别容易患心脑血管疾病，调理火形人身心的最好办法就是静以致远，上善若水。用水来克火，水的特点是特别安静、滋润的。所以火形人要以静制动——这是从心性上改善。

在生活中，火形人可以经常喝一些连翘茶、蒲公英茶，来避免阳气过多耗散。

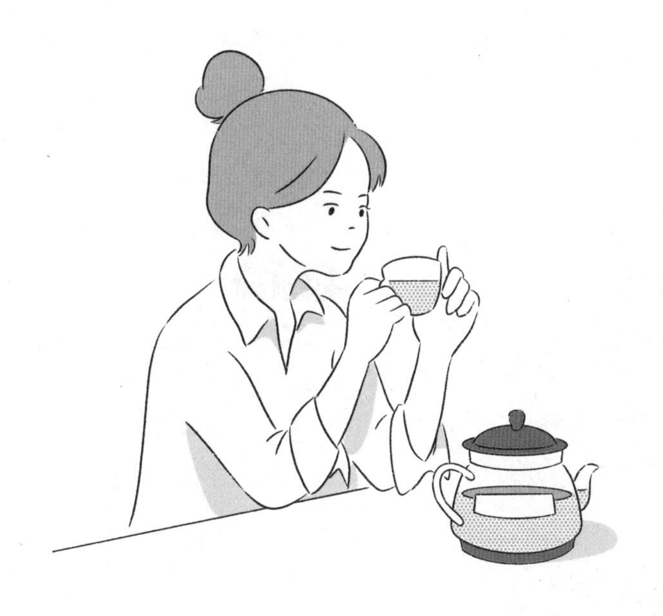

常喝连翘茶、蒲公英茶，
做回潜心静气的自己

在饮食上要少吃辛辣刺激的食物，因为辣的食物助火，会耗散阳气。多吃一些清淡的、富含汤水的食物，比如说秋葵、百合、山药。这些食物都具有养阴、保护消化道和心脑血管的作用。

平时要早睡觉，可以练一些瑜伽、站桩、打坐等静的功法，来收敛自身的阳气。

也有一些穴位，非常利于火形人养神：

①极泉穴，它离我们的心脏很近，可以改善心脏的供血和节律。

②内关穴，按揉这里可以双向调节心脏。

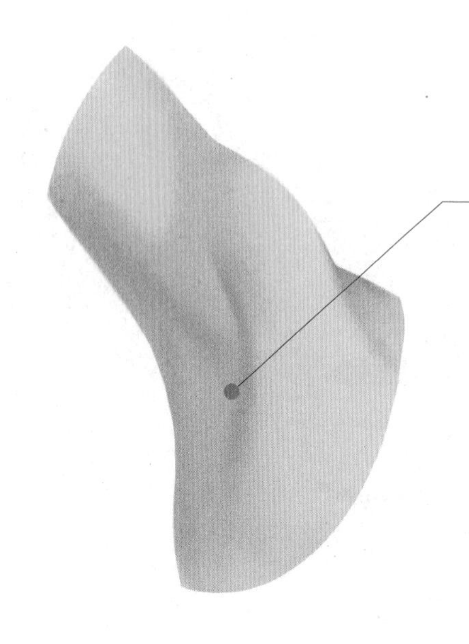

极泉穴

经属：手少阴心经。

位置：位于腋窝顶点，腋动脉搏动处。

应用：用于治疗心痛、咽干、胁肋疼痛等。

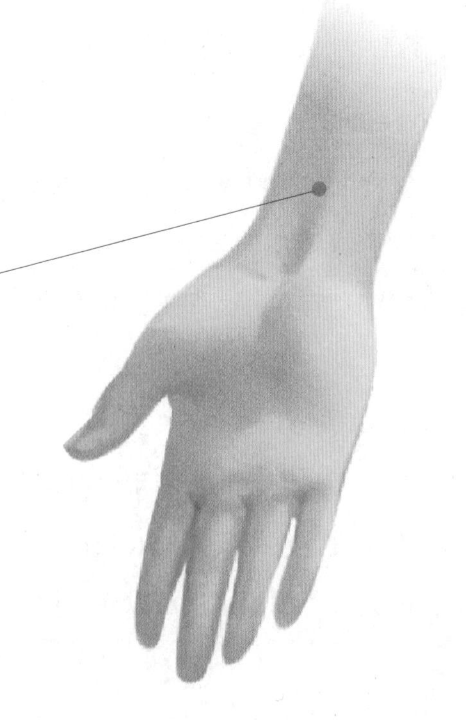

内关穴

经属：手厥阴心包经。

位置：腕横纹上 2 寸、两根筋中间的点。

应用：治疗失眠，舒缓压力，改善胸闷等身体状况。还对心脑血管疾病和心绞痛有很好的效果。

3 如何知道自己是敦厚的土形人，会得什么病？

“土形敦厚背如龟”

土形人的后背和前胸很敦厚，肉很多，就像乌龟一样，看起来很饱满；肚子很大，手和脚也是肉乎乎的，摸上去比较舒服。

土形人往往会有蒜头鼻子，很饱满、有肉，嘴唇也特别厚。整体看起来脑袋大、脖子粗。

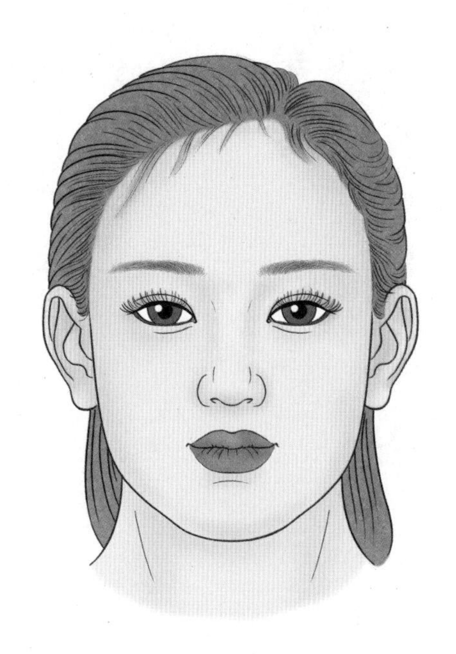

土形人往往会有蒜头鼻子，很饱满、有肉，嘴唇也特别厚。整体看起来脑袋大、脖子粗。性格比较稳重，不喜欢巴结人，嘴比较笨。

土形人的特征："面黄，善噫""圆面，大头""行安地，举足浮""善味"

"面黄，善噫"

《难经·十六难》中写道，土形人"面黄，善噫"，意思是面色黄，喜欢打嗝儿（部分人）。土形人的面色是偏黄的。这种黄色分为两种，第一种是黄而鲜亮，说明气血比较充足，脾胃功能好，另外这种人的财运也好；还有一种是萎黄，即灰暗的黄，说明脾胃虚弱。

我们的脾胃能把吃的东西转化为人体所需的能量，如果能量转化得不好——消化不良或是吸收不良，供给皮肤上的营养少了，皮肤就会发黄。

土形人的皮肤正常情况下看上去偏黄，病了之后会更黄。

"圆面，大头"

土形人的第二个特点是"圆面，大头"。如果土形人的脾胃好，精力会比较充沛，就能干事业，积累一定的财富。

"行安地，举足浮"

土形人跟火形人不一样，火形人走路很快，而土形人迈着方步，不疾不徐。

“善味”

土形人的口味比较重，喜欢吃辛辣、盐味比较重的食物。而且土形人的酒量比较好，饭量也比较大。

土形人的性格特点：“安心，不喜权势”“善思”

“安心，不喜权势”

土形人“安心，不喜权势”，比较稳重，不喜欢巴结人，嘴比较笨。

“善思”

土形人喜欢思考。他跟火形人不一样，火形人多虑，易胡思乱想。土形人喜欢思考问题，追问事物的本质，更多思考的是正确的方向。

土形人是非常善于聚财的，很多土形人喜欢收藏古玩，而且家里旧的东西不舍得丢。

土形人的能量如果是正的，脾胃会非常强大；如果能量是反的，脾胃会非常弱。

土形人易得消化系统疾病

《难经·十六难》上说：“当脐有动气，按之牢若痛；其病，腹胀满，食不消，体重节痛，怠惰嗜卧，四肢不收。”什么意思呢？

土形人能吃，运动量少，湿气比较重，肢体易感觉困重。土形人的疾病多见于消化系统，比如脾胃和肠道的问题。

土形人要怎么调理自己的身心？

土形人在平时可以多按揉足三里。

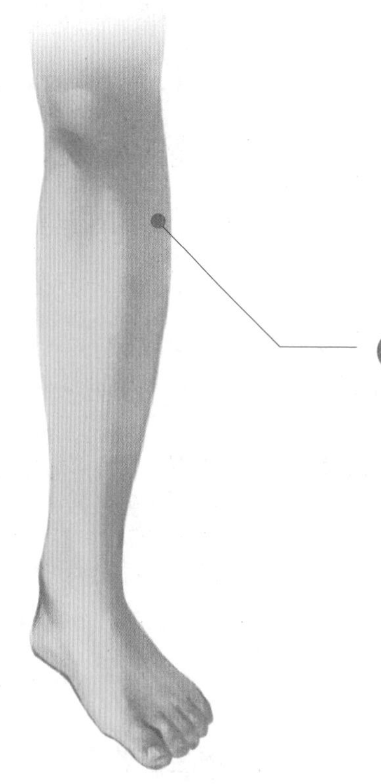

足三里穴

经属：足阳明胃经。

位置：位于腿膝盖骨外侧下方凹陷往下约 4 指宽处。

应用：用于治疗胃痛、呕吐、腹痛腹胀、消化不良、便秘等胃部疾病，具有健脾和燥化脾湿的功效。

4 如何知道自己是仗义的金形人，会得什么病？

“金方”——身体的横径比正常人要宽一些，方肩，脸四方形，身上有棱角……

金形人的身体跟木形人恰恰相反，其横径比正常人要宽一些，肩膀很方、肩宽很大，脸也是四方的。

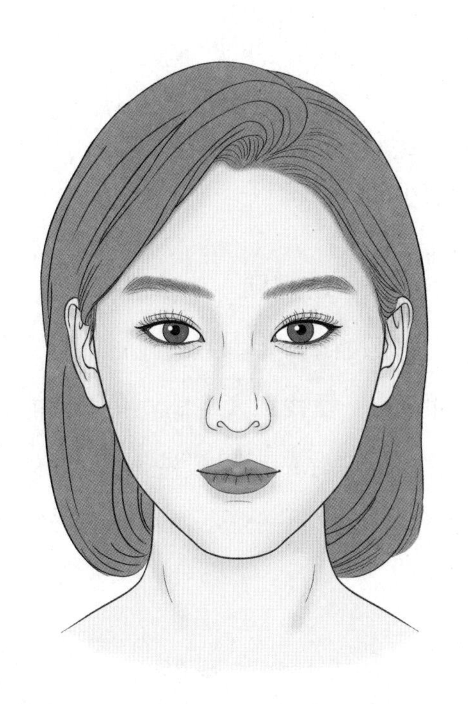

金形人的皮肤白，身上有棱角，或一笑有两颗小虎牙，下巴尖一些。性格比较强势，不喜欢小动作、潜规则。

金形人的特征：皮肤比较白、身上有棱角、“善嚏”

皮肤比较白

《黄帝内经》中说：“金形之人，似于白帝”，是指金形人的皮肤比较白。而且，大部分金形人长得比较漂亮。

身上有棱角

金形人身上有棱角，比如说耳朵会偏尖一点，鼻子是鹰钩鼻子，或一笑有两颗小虎牙，下巴尖一些。金形的女性常被叫作白富美。

“善嚏”

《难经 · 十六难》中说金形人“善嚏”，因为金形人的肺功能较弱，一受凉就会“阿嚏阿嚏”。

金形人的性格特点：不知道变通，比较强势，爱找别人毛病，遇事爱往坏处想……

金形人一般很严肃，不喜欢小动作、潜规则。他希望有一说一，按规章制度办事，不知道变通，但为人精悍。

金形人有肃杀之气，是比较强势的，爱找别人毛病，一下就能看到对方的缺点。比如，“你咋又不洗脚”“你的手又没洗干净”“你吃饭之前为什么还剪脚指甲”“你为什么没有刷牙”……金形人无论男女，性格大多如此，所以长期和金形人一起生活会令人觉得不舒服。

遇到事，火形人会往好处想，金形人爱往坏处想。金形人的阳气是内敛的，所以常常忧悲不乐。

金形人应该如何修炼自己呢？

用王凤仪先生的一句话来说——“认不是生智慧水，找好处生响亮金”。这里的“认不是”可不是找别人的不是，是找自己的不是。在很多金形人眼里，自己是世界上最好、最委屈的人，周围的人全对不起自己。所以找别人的好处，找自己的不是，就能“生响亮金”——把自己本身的正气找到了。

金在五德中对应的是义。在社会上的大部分金形人，对自己的朋友常常是“两肋插刀”。

金形人对待伴侣一定要注意，要认自己的错，找他人的好。你经常找伴侣的优势，找自己的不是，你们的婚姻才能长久，身体也能健康。

金形人易得肺系统疾病

金形人的肺比较容易出问题。中医说的肺是一个体系，有时不咳嗽，也没有肺结核，不代表肺没问题。因为肺和大肠相表里，所以大便不通、大便细长就是肺的问题。还有的人爱出汗或不出汗，这都是肺功能的异常表现，因为肺主皮毛。

金形人要怎么调理自己的身心？

作为金形人，学会养肺是至关重要的。

我给大家推荐两个穴位——云门和中府。大部分金形人按这两个穴位会有压痛点，可以经常按揉。

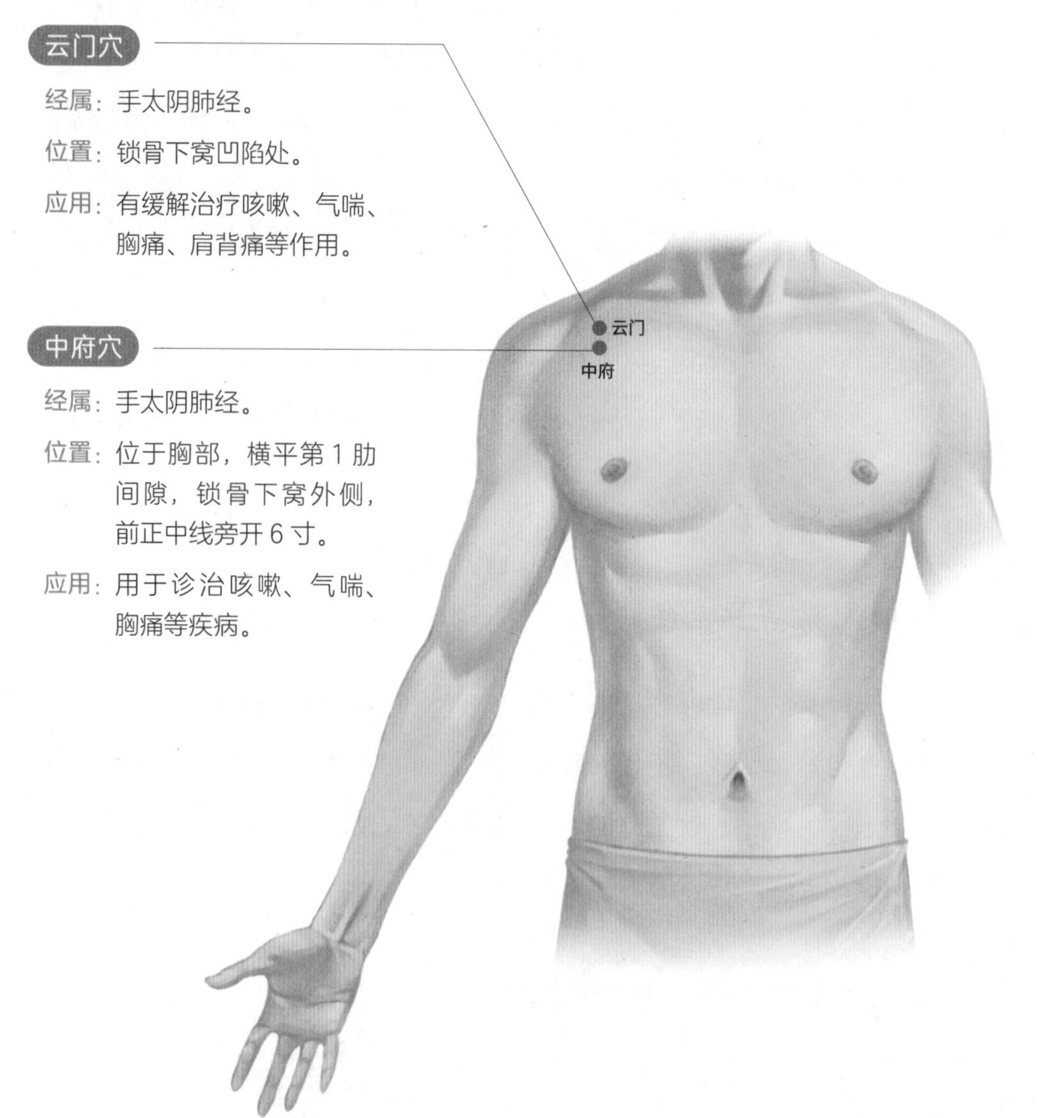

5 如何知道自己是心宽的水形人，会得什么病？

“水主肥”：肉松散，大肚子，双下巴……

水形人会给人肥腻的感觉，他的肉非常松散，肚子上会有“救生圈”，且大肚子、双下巴，整体看起来很松塌。

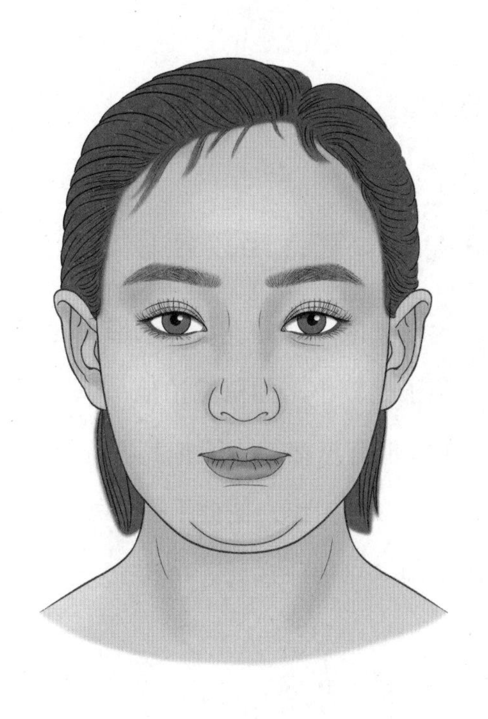

水形人面黑，肉非常松散，会有双下巴。性格比较懒散、精进不足，还有些胆小。

很多时候，我们无法区分土形人跟水形人。这两种类型的人都长得比较胖，区别在于土形人是丰满，而水形人是肥，肉没有张力。

水形人的特征："似于黑帝""面不平""善恐欠"

"似于黑帝"

在《黄帝内经·灵枢》中说，水形人"似于黑帝"，就是说大部分水形人的皮肤偏黑。

"面不平"

"面不平"，就是人们常说的猪腰子脸。

"善恐欠"

"善恐欠"，就是爱打哈欠的意思。

水形人的性格特点：不精进，心宽，比较包容

水形人的阳气比较弱，所以比较懒散、精进不足。水形人对应的情志是恐，恐伤肾，所以水形人胆子比较小。你稍微拍他一下，他就会说"吓死我了"。另外，水形人做事有点拖拉，能拖到明天绝不放在今天做。不像火形人，你交代给火形人工作，他会干得好好的。

水形人的优点是心宽，你说他的缺点他能接受，但听完一会儿就

忘了。他也比较包容，这是水形人最大的优点。但水形人最大的缺点就是太包容，以至于过度了。

水形人易得泌尿系统疾病、高血脂、肾虚

水形人的膀胱和肾脏易出现问题，也就是泌尿系统疾病。再有就是高血脂，因为水形人体内容易有痰湿。

水形人还容易肾虚。肾虚的时候他会缺氧，每一次吸入的气体都比正常人少，因为肾主纳气，所以他需要深呼吸来补充氧分。这种人容易出现腹泻、手脚冰凉、小肚子疼的问题，而且一受凉就急着去上厕所——这是肾阳虚的一种症状。也正因为他们肾阳虚，才会肥胖，也就是中医说的，“胖人多虚，瘦人多火”。

从心态上来说，水形人最缺的就是龙马精神。他跟火形人正好相反，火形人需要静，水形人需要动。

水形人要怎么调理自己的身心？

在生活中，很多肾虚的人是没有志向的。

水形人调节心理的方法就是找到自己的志向，长立志、立长志，找到自己人生追求的目标。

另外，有味中药叫远志，它除了安神，还可以补肾（可以口服，也可以打粉贴到肚脐眼）。

水形人也可以经常按揉涌泉穴。有些水形人的志向很多，但很少迈出第一步。所以，水形人在平时经常刺激涌泉穴，既可以补肾，也有一个非常好的寓意——千里之行，始于足下；从小事做起，从当下做起。

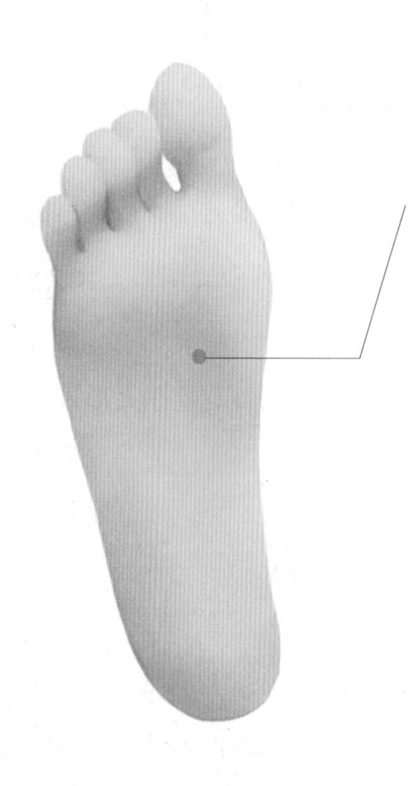

涌泉穴

经属：足少阴肾经。

位置：位于足底部，蜷足时足前部凹陷处。

应用：具有补肾强体、备孕暖宫的功效，同时也可以调理血压。

6 五行的特点既可以是优点，也可以是缺点

大多数人都是五行俱全，各有强弱

表 3　五形人对应的正能量

五形人	弱点	正能量	怎么调节自己
木形人	容易发脾气	仁	仁者爱人，要把怒气转化成仁爱
火形人	做事爱着急	礼	用礼规范自己的言行
土形人	疑心重	信	信为道元功德母，长养一切诸善根；心诚则灵
金形人	爱找人缺点	义	多找别人的好处，找自己的不是
水形人	胸无大志	志	长立志、立长志，找到自己人生追求的目标

很多人学了五行望诊之后，可能会执着于是不是木形人就不好，火形人就好；是不是土形人就好，金形人就不好，等等。

这样的想法是不对的，其实大多数人都是五行俱全的，只是有的

人表现为某一“行”强，其他“行”弱。

就像人的心、肝、脾、肺、肾五脏都是俱全的，只不过这个人心功能更强，那个人肾功能更强，其他人脾功能偏弱，等等。

比如说我，肚子大，是水形；蒜头鼻子，是土形；我平常比较容易着急，走路也比较快，是火形；人又比较执着，是木形。**实际上，一个正常的人身上五行都会有，只不过越偏哪一行，那一行的特点就会比较清晰，而这个特点既可以是优点，也可以是缺点。**

我们学习了五行的知识，不要执着于自己是哪形人，好与不好，只要你用好自己的特点，为家庭和社会做出杰出的贡献，就是好的。

看过《西游记》的人都知道，菩提老祖曾传给孙悟空一个秘法，很多人认为是筋斗云，也有的人认为是七十二变。其实都不是，孙悟空当时向菩提老祖求法，菩提老祖传给他的是显密圆通真妙诀。

显密圆通真妙诀的最后一句话，叫作“攒簇五行颠倒用，功完随作佛和仙”。什么意思？如果一个人能把五行都倒过来用，找到它正的地方，就可以做佛和仙，佛和仙都能成，还有什么做不到的？

人的一切财富，都是其身体健康的体现

之前有一个小段子，是说人的财富、房产、婚姻、事业等都代表“0”，而健康是“1”。

也就是说，没有健康，就不存在后面的婚姻、事业、财富等；有健康的人，后边就都有了。

反观我们身边的人你会发现，大部分事业比较成功的人，或者婚姻家庭都比较和睦的人，他的身体一般都挺好。而一些身体不好的人，他的财富积累得也不好，事业也不算成功。

事实上，一切财富都是身体健康的体现。一个精力充沛的人，才有精力去干事业，才能聚积财富。如果一个人天天病歪歪的，就是赚钱、升职的机会来了也很难抓住。

健康是一切的基础，而我们是否健康跟元气的多寡有关。

第四章

看眼识病

望诊的依据是全息原理，通过看眼睛就能知道我们体内各个脏腑的健康状态，瞳孔、黑睛、眼白、眼睑、眼角分别反映了五脏的信息。

看眼识病

中医认为，眼睛的好坏与五脏六腑的功能有着直接关系。比如，肝功能正常，则视觉功能正常，双目有神；肝功能失常，肝血不足，则双目干涩，视力衰退。

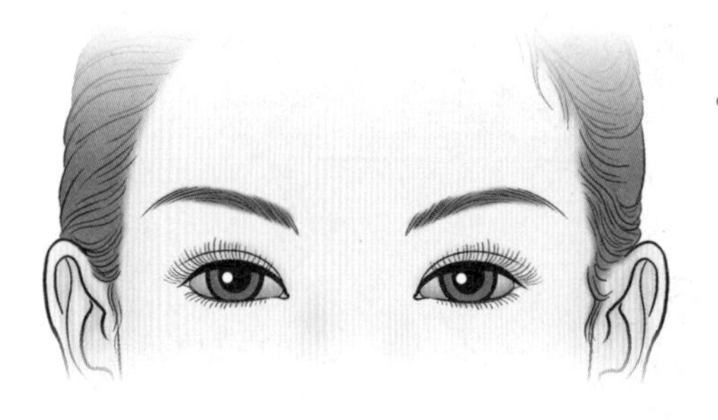

眼睛发红 肝胆火旺

平时易怒、易上火，经常嗓子疼，从来不敢吃辣椒和容易上火的东西，是肝胆火旺的缘故。

眼睛发黄 肝胆功能下降

肝胆功能下降，胆红素排泄不畅白睛就会变黄。易患乙肝、胆囊炎、胆结石、胆囊息肉等疾病。性格特点是犹豫不决，容易忧郁、郁闷。

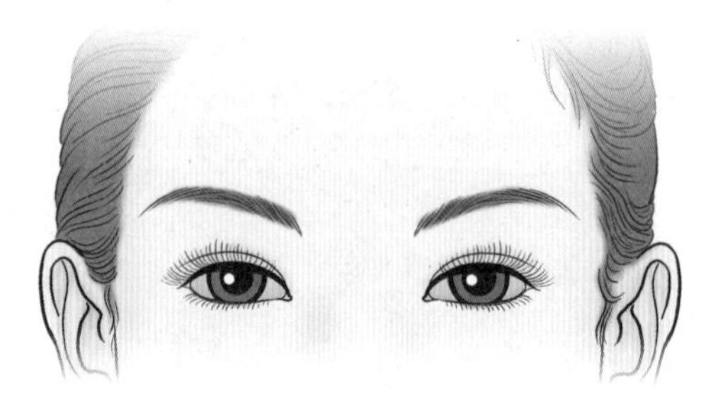

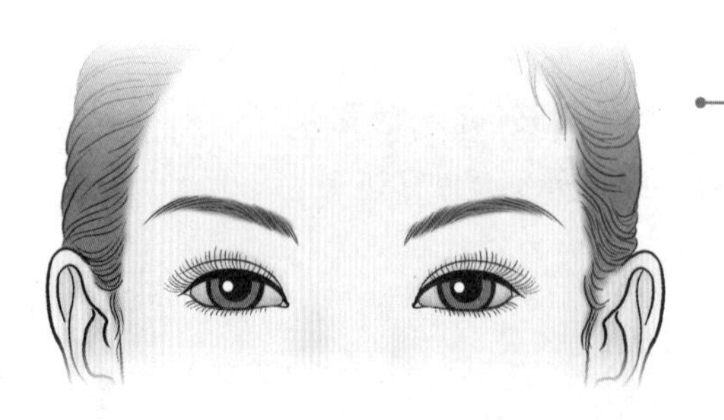

眼睛发青 肝寒

几乎不发火，平时手脚冰凉。“寒主痛”，所以会经常痛经、肚子疼、胃疼，疼痛性疾病居多。

露睛睡 肝阳暴亢或脾虚

露睛睡多为肝阳暴亢或脾虚所致。此外，睡觉时眼睛微闭、闭不实的人，不光有孩子，成人出现这种症状的也很多，多见于危症患者，比如脑昏迷、肝性脑病、肾性脑病等。

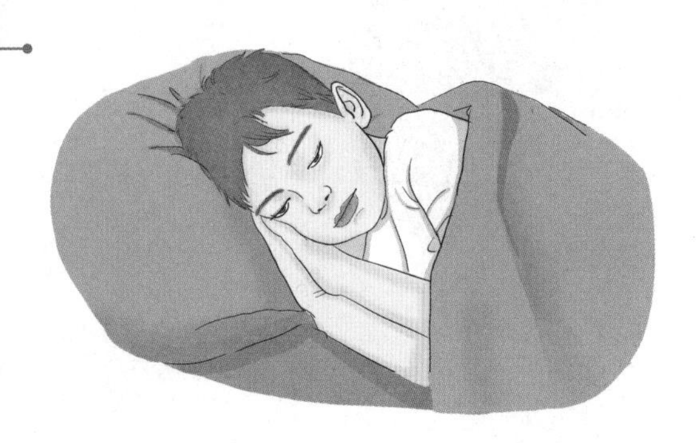

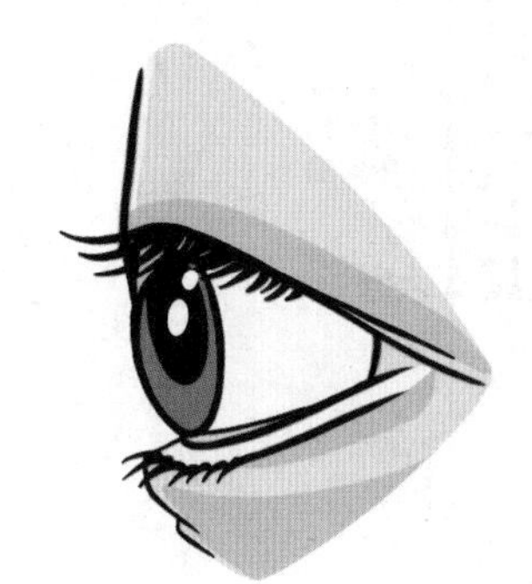

眼球外凸 甲亢、哮喘或精神疾患

很多朋友不知道自己得了甲亢，发现眼凸出来，一查甲状腺功能亢进；有的人经常喘，因为缺氧憋胀，胸腔的压力大，眼球凸出了；精神疾病患者的眼神是直勾勾的、不灵活，也会出现眼球外凸。

眼皮耷拉 脾肾亏虚或重症肌无力

如果是双睑下垂，一般属于先天脾肾严重亏虚；如果是一侧眼睑下垂，常见于重症肌无力。

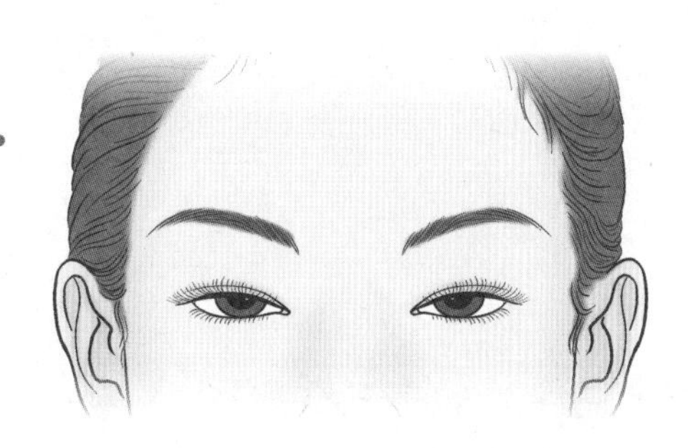

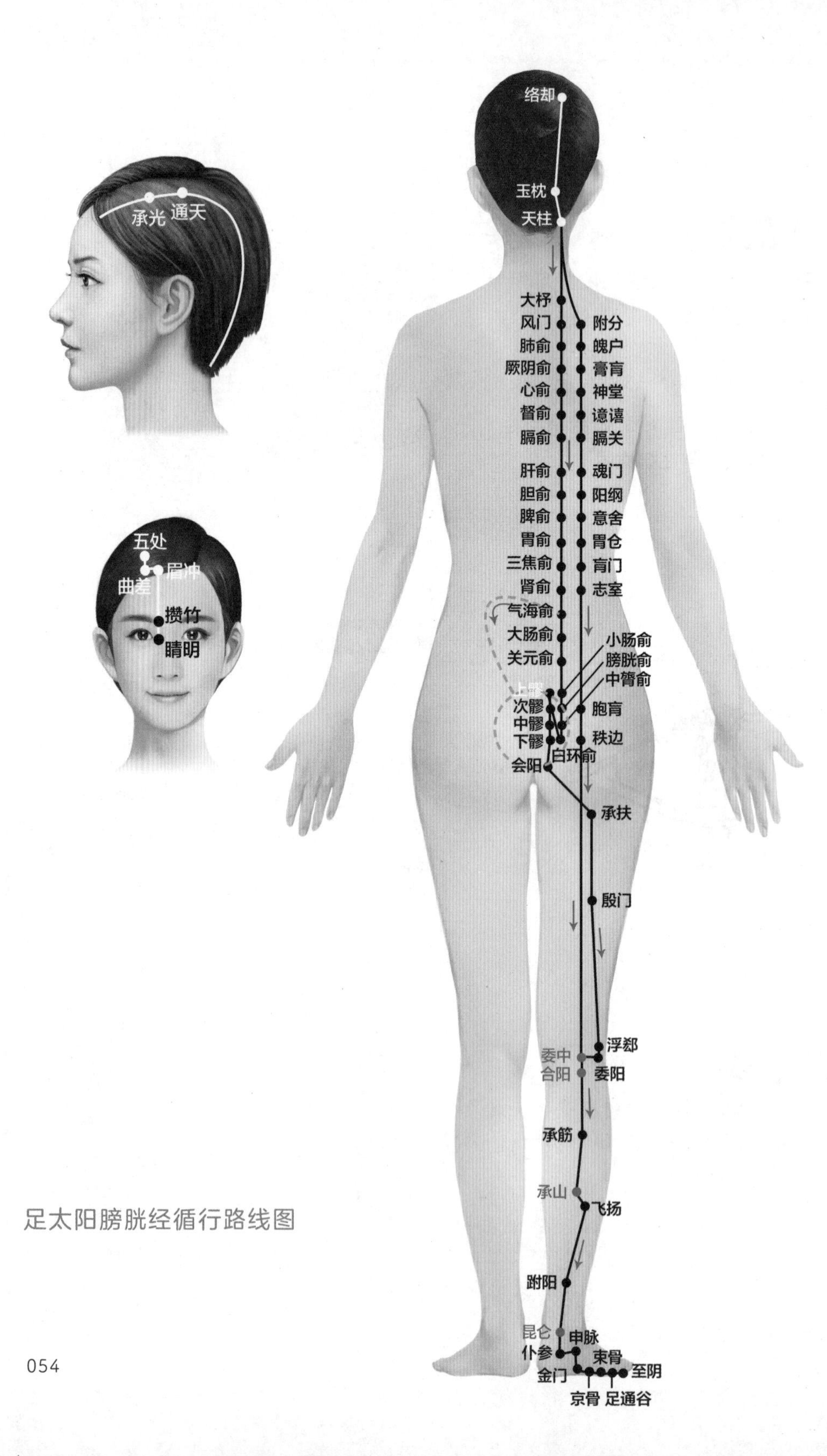

足太阳膀胱经循行路线图

1 眼睛也是我们的命门

阳气越旺，瞳孔越大；阳气越弱，瞳孔越小

我们的眼球里有个瞳孔，可以随着光线变大、变小。光线一照，正常人的眼睛会缩小，而且两只眼睛同时缩小，这叫作对光反射。

如果对光反射出现了异常，西医认为可以反映此人皮质激素水平的高低。中医认为，可以反映这个人的阳气是否充盈。

《黄帝内经》中说："太阳根起于至阴，结于命门。"这个"太阳"，就是太阳经，又指自然界中的太阳。

命门穴

经属：督脉。

位置：位于第二、三腰椎棘突间。

应用：主治虚损腰痛、遗尿、泄泻、遗精、阳痿、早泄、赤白带下、月经不调等症。

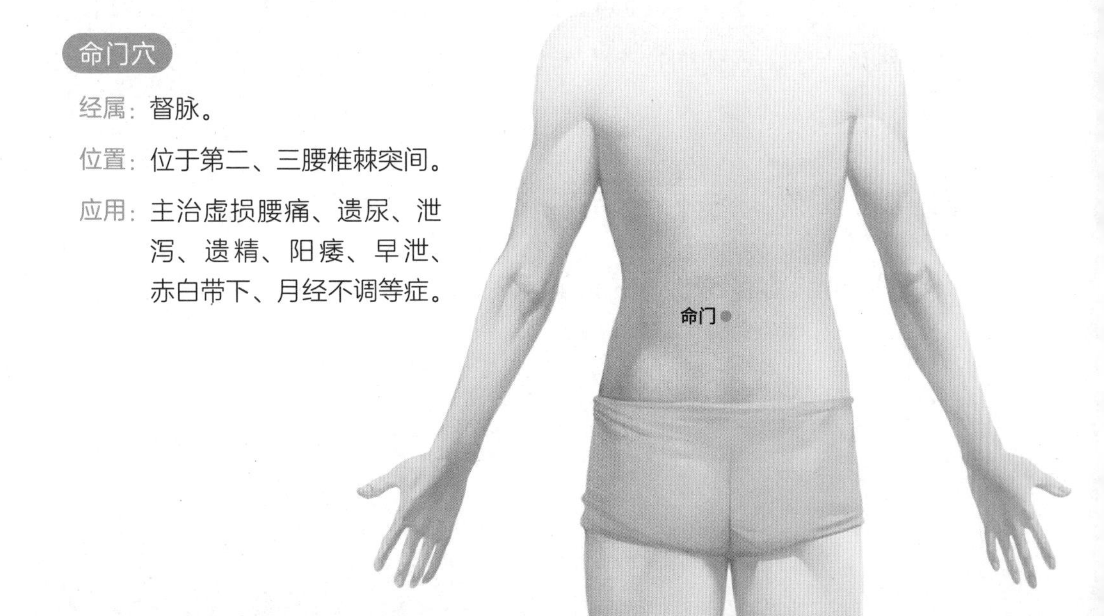

会阴穴

经属：任脉。

位置：位于人体肛门和生殖器的中间凹陷处。

应用：疏通体内脉结，促进阴阳气的交接与循环，对调节生殖等功能有独特的作用。

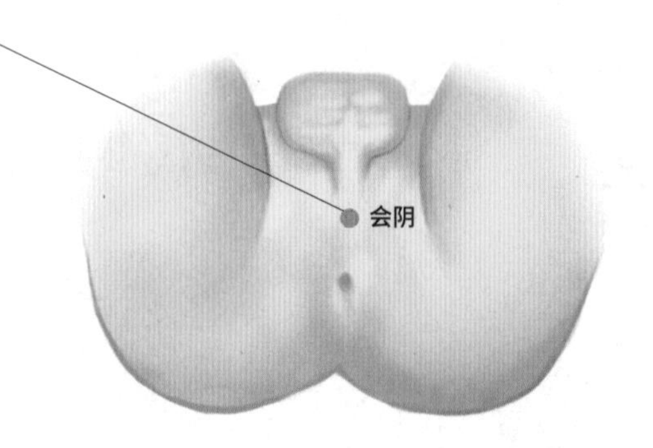

命门在哪儿呢？后腰上有一个命门，会阴穴也叫命门——生命出入之门。

还有一个命门，就是眼睛。《黄帝内经》中说："命门者，目也。"

在一天里，瞳孔的大小是不一样的，它随着光线和时间变化。当**阳气越旺时，瞳孔越大；阳气越弱时，瞳孔越小。一天里中午的太阳最大，人体的阳气最旺，此时的瞳孔也最大。**

当到了子时（23 时至次日 1 时），看不见太阳了，人体的阳气也很弱了，要睡觉了，这时瞳孔是最小的。如果一个人在子时瞳孔没有变小却放大了，就说明这个人的生物节律出现了问题。

瞳孔在什么状态下会变得很大或很小？

瞳孔在很多极端状态下会变得非常大或非常小，这些极端状态有以下几种。

第一种	吸毒
第二种	阿托品中毒
第三种	视神经萎缩，深度昏迷
第四种	服用过多安眠药
第五种	农药中毒
第六种	鸦片或吗啡类的止痛药中毒
第七种	脑病

如果一个人两侧的瞳孔大小不一样，一边大一边小，说明他很可能得了脑病，比如高血压性脑出血、脑里边长肿瘤等。很多突然晕倒、昏迷不醒的患者，急诊科大夫一看他的两侧瞳孔，就知道这个人可能有脑病，得去做个脑 CT 确诊了。

瞳孔大，阳气过旺，容易失眠；
瞳孔小，阴气盛，很容易自闭

前段时间，有一位女士过来找我看病，我一看她的瞳孔好大，就问：“你是不是经常失眠？”她说是的。

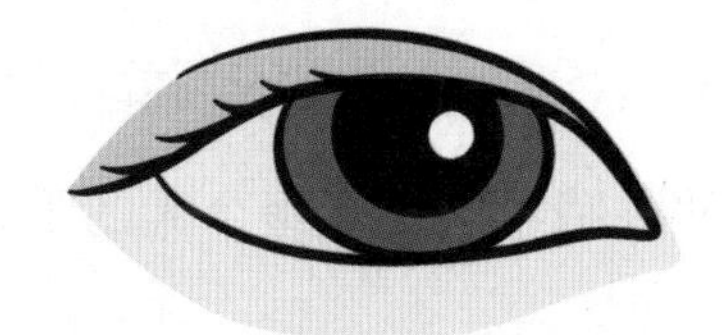
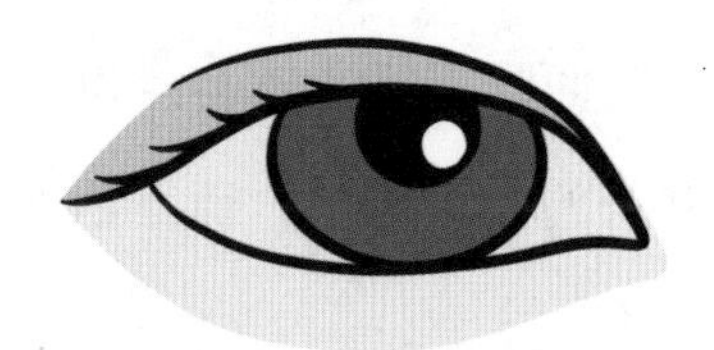

阳气越旺，瞳孔越大；阳气越弱，瞳孔越小

我是怎么看出来的呢？

在正常光线下，一个人的瞳孔大于正常人，说明他的阳气比正常人旺，阳不入阴，他就会失眠。《黄帝内经》上认为，睡眠需要阳气潜藏入阴。

相反，如果你看到一个人瞳孔很小，说明这是一个阴气盛的人，很容易自闭，城府较深，不喜交流。因为，他的阳气不能正常生发，会表现为心事重重、郁郁寡欢这种阳虚阴盛的样子。

所以，通过观察瞳孔的大小就能了解一个人的性格特点和病情。

眼睛不好，肝可能有问题："肝开窍于目"

眼睛和肝的关系是最为密切的。这里的肝指的是一个系统，并不等于现代医学解剖上的肝脏。

《黄帝内经·素问》中说，"开窍于目，藏精于肝。"如果你看一个人的眼睛有问题（如眼睛凸出说明肝阳上亢，眼睛发红是肝不藏血，眼睛发黄是胆火炽盛），说明他的肝功能不正常。

两只眼睛不一样大的人，一般性格比较矛盾，易患脑病

我们的五官非常有意思，眼睛有两只，肝脏正好也是两叶，且两叶肝脏的大小不一，而仔细看每个人的眼睛，会发现每个人的眼睛也大小不一。

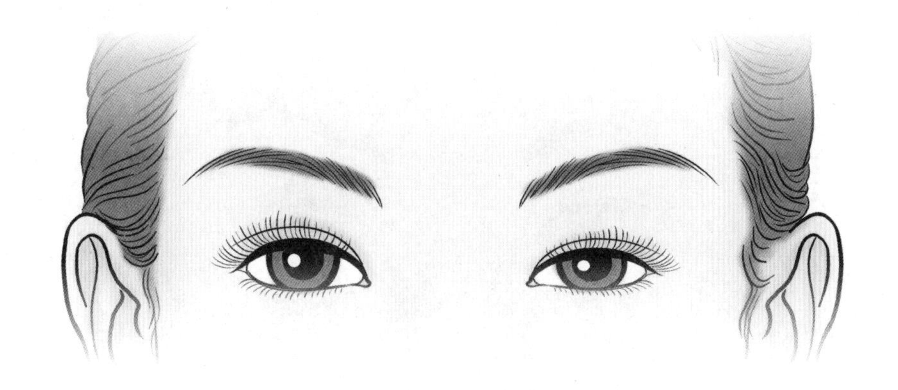

眼睛一个大一个小，会有患脑病的倾向

肝开窍于目，根据全息理论，肝的两叶不一样大，两目也就不一样大。

有的人一只眼睛特别小，另一只眼睛特别大，不对称。这说明他的性格是比较矛盾的，容易得脑病。

很多老年人，年轻时两只眼睛并不是很明显的大小不一，但是随着年龄增加，高血压没有得到很好的纠正，慢慢他会有患脑病的倾向，眼睛就会表现为一个大一个小。这种时候，需要及时控制血压。

一般眼大的人魄力就大，眼小的人魄力就小

中医看眼睛大小，还可以看出一个人的魄力。

一般眼大的人魄力就大，眼小的人魄力就小。这也跟肝的功能有关，肝功能越好，魄力就越大；肝功能越差，魄力就越小。

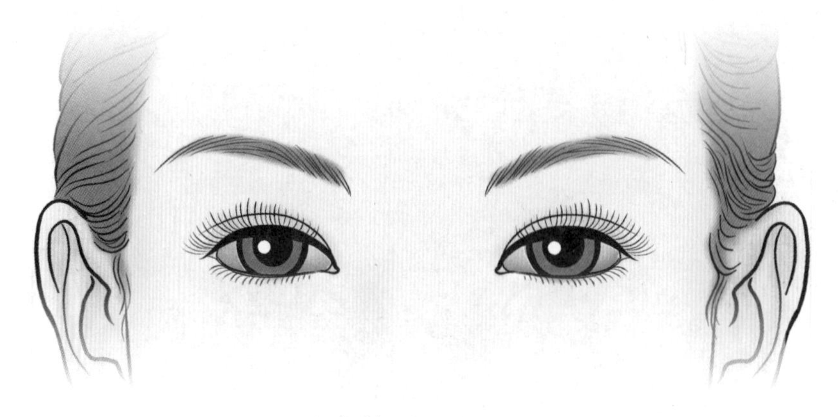

眼睛总发红的人，
性子急，容易上火

眼睛红的人肝胆火旺

很多人没有得红眼病，但是眼睛却比正常人的红，平时易怒、容易上火，经常嗓子疼，这是肝胆火旺引起的。

肝胆火旺的人首先要从性格上来调理，不要老着急、生气。其次在饮食上要少吃辛辣，多吃水果、蔬菜，平常可以喝喝菊花茶……

眼睛发黄的人处事犹豫不决，易患乙肝、胆结石等疾病

有个成语叫人老珠黄，其中的“珠”并不单指眼珠，还指“珍珠”。珍珠放的时间长了，就没有那么洁白了，会变黄。人老了之后，肝胆功能下降，胆红素排泄不畅，白睛就会变黄。实际上，无论多大年纪的人，他的眼白发黄都不正常，这说明他的肝胆功能下降了。

肝胆功能下降后容易出现乙肝、胆囊炎、胆结石、胆囊息肉等疾

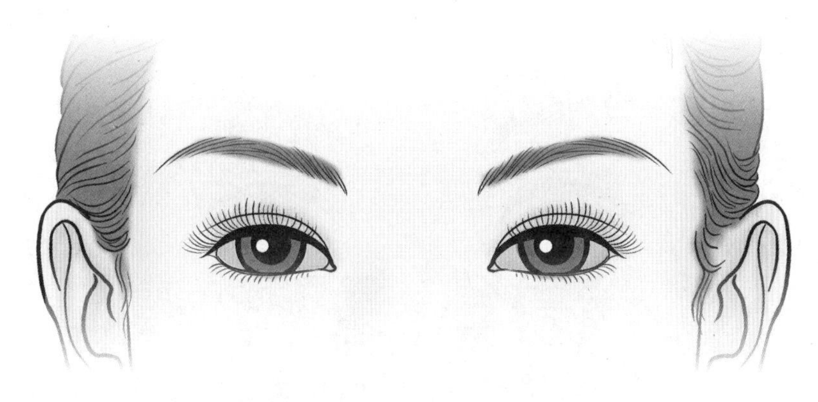

眼睛发黄的人，做事总是犹豫不决，
常常忧郁，说明肝胆功能弱

病。得这几种疾病的人，一般会白睛发黄。

肝胆功能异常的人，其性格特点就是犹豫不决，容易忧郁、郁闷。肝主决断，他决断不了；胆主谋略，他没有谋略。比如说有两个选择，A 或 B，肝胆功能非常好的人，“我选 A”或者“我选 B”。选择起来当机立断；肝胆功能不好的人，会犹豫不决不知道选什么。

这样的人需要在平时的工作中锻炼处理事情的魄力，同时加强体育锻炼，明确自己的人生志向与格局，因为志向越高远、格局越伟大的人魄力越大。

眼睛发青的人大多手脚冰凉，经常痛经、胃痛

肝为雌激素的灭活（雌激素在肝脏代谢完毕，失去生物活性而消失）场所，如果一个人患肝病，雌激素灭活可能出现障碍，体内的雌

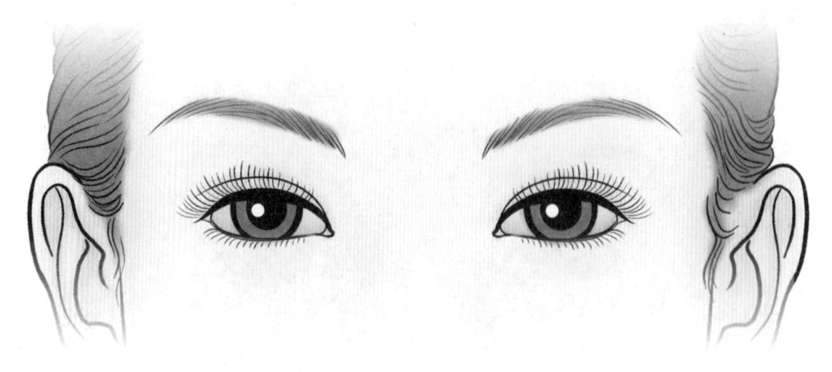

眼睛发青的人，平时总爱生气，
患肝硬化的概率比较高

激素会多，进而刺激毛细血管增生，所以面部的血管就会比正常人多。而且雌激素会让毛细血管表浅，皮肤白皙的人眼周和口周就能看到发青的血管。

通常，如果一个人眼角发青，脸色发黄，就说明他的肝功能有异常，胆固醇水平高，这时候他可能患有乙肝引起的肝硬化。

在社会卫生条件不好时，我们可以看到小孩儿的眼睛上会出现蓝斑，这种蓝色的斑又叫青斑，中医叫作虫斑。这说明他的肚子里有蛔虫。

我们中医看小孩儿肚子里是否有虫子，第一个看白睛是否发青；第二个看小孩儿的面部，如果这里白一块，那里白一块，就像癣一样（其实不是癣），这说明体内有虫积。

现在我们的卫生条件非常好，仍然可以看到有些孩子身上、脸上有这种这儿白一块，那儿白一块的情况，但多数不是虫积了，而是脾虚。

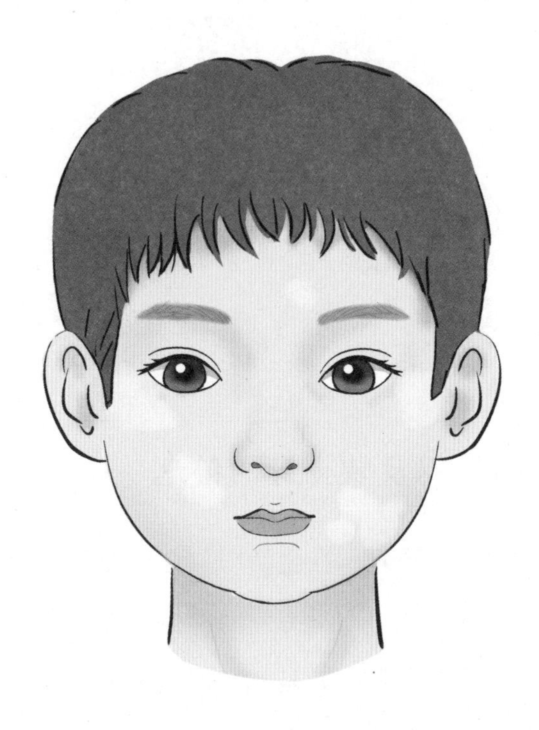

孩子脸上这儿白一块，那儿白一块，可能是脾虚了

不少家长看到孩子脸上变成这样，都用治癣的方法来治疗，这是不对的，其实用一些健胃消食片或小儿健脾丸就可以很快缓解。

还有一种情况，他既不脾虚也没有虫积，但是他的眼睛发青，这说明此人肝寒。跟肝火大正好相反，肝寒的人从来不发火，你一摸他的手脚，会发现冰凉。“寒主痛”，所以他会经常肚子疼、胃疼，这疼那疼，疼痛性疾病居多。这种人饮食起居要注意“节制生冷”，平时少吃生冷的食物。

这样的人需要加强体育锻炼以提升阳气，远离性味生冷的食物也保护阳气。

2 望诊的依据是全息原理

任何一个局部都可以反映全身的信息

中医望诊用的是全息原理。在生活中，全息的现象处处可见，比如说一片枫叶，它的形状正好跟没有修剪的枫树外形完全一样。我们看人身体的组成，一个脑袋加四肢是五个，而手也是五根手指；我们的耳朵是两只，肾开窍于耳，肾也是两个；肺开窍于鼻，我们的鼻子是一个鼻梁两个鼻孔，而肺是一个器官两片肺叶，等等。

这就是全息，任何一个局部都可以反映全身的信息。

瞳孔、黑睛、眼白、眼睑、眼角分别反映哪五脏信息

瞳孔是肾的全息反射区

命门是肾的反射区，瞳孔也是命门。正常光线下，瞳孔大小代表着肾阳气的盛衰，所以我们可以通过观察瞳孔的大小来看肾的情况。

黑睛是肝的全息反射区

瞳孔的外面叫黑睛，黑睛属肝，中医称为风轮。之所以叫风轮，

右眼

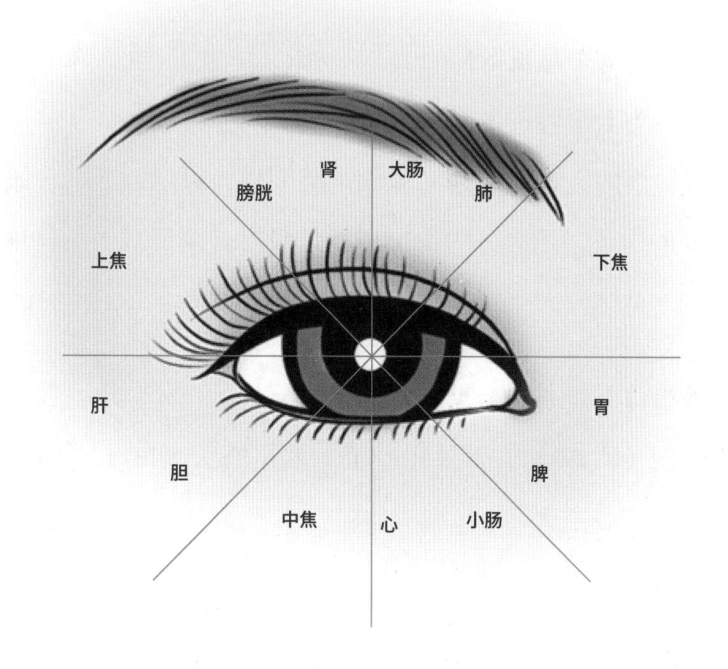

眼部反射区对照图

是因为“风气通于肝”。

一般来说，我们中医看黑睛的时候不看它的病态，而是看人种。正常情况下，汉族人的黑睛偏黑，但很多人的黑睛是偏黄的，这就是民族交融所致。

白睛是肺的全息反射区

白睛就是眼白，属肺，称为气轮。白睛对应的是肺。如果白睛上有血丝或突然充血，则说明血热。如果在白睛上发现一个小黑点或小肿物，则是一种病态的反应。

眼睑是脾的全息反射区

眼睑分为上眼睑、下眼睑，属脾，叫肉轮。

很多脾虚的人，看起来老像没睡醒一样，眼睛鼓鼓的，眼睑总是有点浮肿的样子。还有一种情况，就是眼皮耷拉下来了，这也是脾胃的问题。

内外眼角上是心的全息反射区

目内眦（内眼角）如果充血了，就是心火太旺了，因为中医说“心主血脉”“心主火”。

为什么说眼睛是心灵的窗户？

心的经脉有一条循行到眼睛，所以很多患心绞痛和冠心病的人没有心脏不适的体征，却会出现眼睛发胀的症状。

因为眼睛跟心脏的经络有这种特殊的联系，所以在临床上我们常应用这一点来治疗心脏病。比如说心脏早搏或心律失常，在没有药物的情况下可以通过按压眼球来纠正心律失常。

在临床上，有很多患者去医院检查没毛病，但就是感觉难受。其实，这种人大多数有焦虑症、抑郁症、神经官能症等，精神上出了一些问题，诊断这类人的一个绝招就是看他的眼睛。

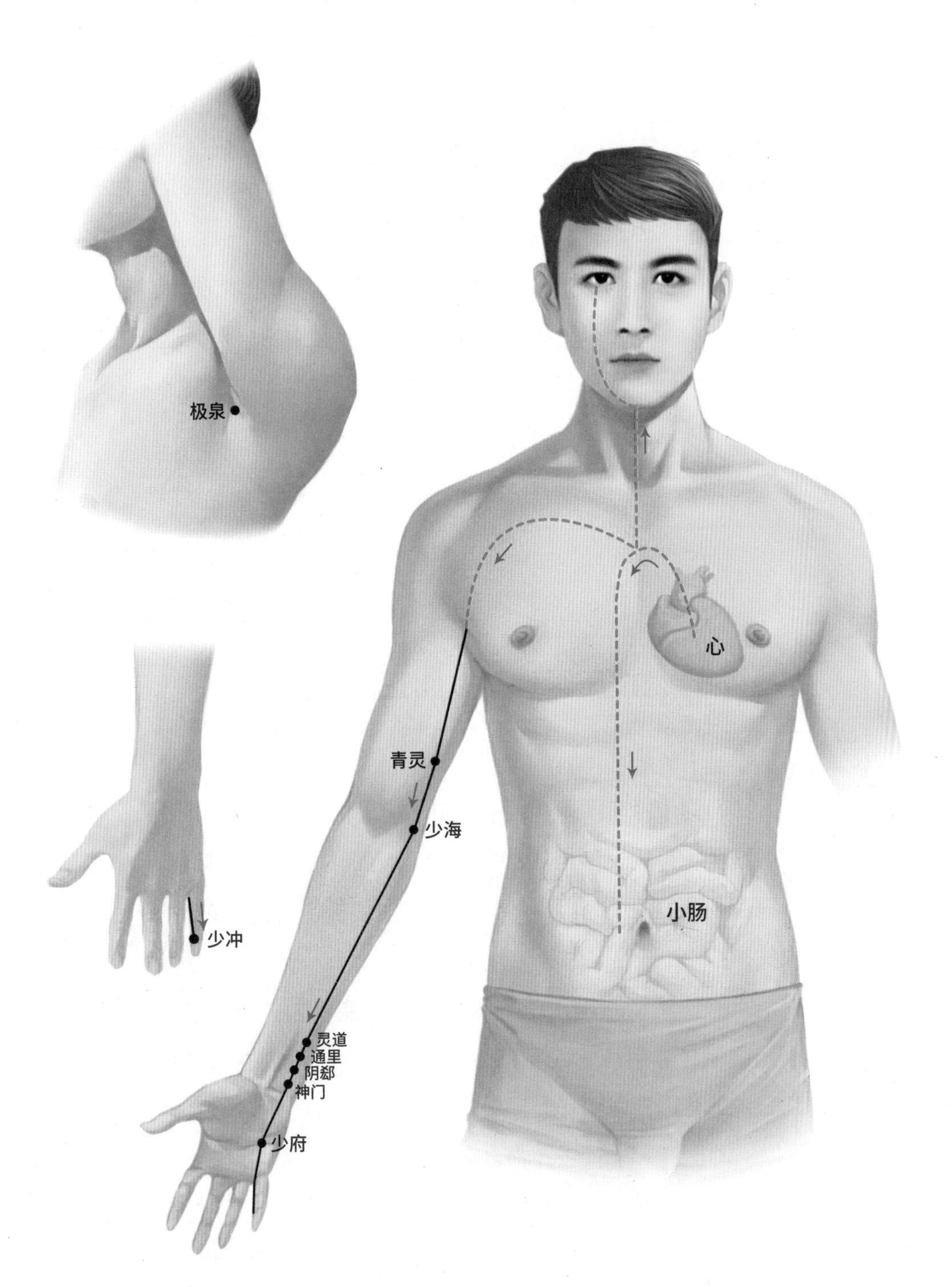

人体心经循行路线图

怎么看呢？

抑郁症患者的眼神毫无生机、百无聊赖，很少有东西能引起他的兴趣。患焦虑症的人眼神会一直飘，一副心神不安的样子。还有很多患自闭症的人，你跟他交流的时候，他的眼神对你没有反应，很空洞。我们看正常的人，比如说看小朋友的眼睛，会很清澈。

延伸阅读

为什么按压眼球可以纠正心律失常？

我们的眼睛有两条神经——交感神经和副交感神经。

这两条神经又叫自主神经，可以支配内脏的运行功能，所以我们按压眼球就可以调节自主神经功能，进而调节心律失常。

但需要注意的是，在按压眼球时不能暴力按压，这会损伤眼睛，要用鱼际或手指轻压。很多症状轻微的人揉压几分钟就可以得以纠正。

3 望诊分三个层次：望形、望气、望神

如何望形？

望诊的层次有三种。

第一个层次是望形，也是最容易达到的，只要学了这些知识，立马就能应用。比如说鼻子反映的是脾胃功能，鼻子长得大，说明脾胃功能好；鼻子长得小，说明脾胃功能差。

如何望气？

第二个层次是望气。比如你看一个人鼻子很大，但颜色是黄的，没有光泽，这说明他的脾胃最近不好；如果这个人鼻子很大，非常光亮，则说明他的脾胃很好（这已经脱离了望形，比望形上了一个层次）。

如何望神？

最厉害的高手能够望神，这是望诊的第三个层次。

有一段时间网上流传了两张图片，一张是马云，一张是跟马云五官长得很像的，住在偏远山区的一个贫困儿童。他们两个人的五官相似，但在我们看来却有天壤之别，因为他们的神不同。

马云的眼神当中透露的是精明、睿智——“我要改变中国人的生活方式”，很坚毅，这是他的神。而那个小孩子，你在他身上看不到这种神气。

实际上，很多高手都能通过望气和望神来判断一个人。比如说曾国藩见到李鸿章时，虽然李鸿章的外形并不是很出类拔萃，但是曾国藩一看就知道，这是人才。他就是通过眼神来判断的。曾国藩第一次见李鸿章是在公元 1845 年，当时他见李鸿章“眼睛乌黑而又具洞察力……，显示出坚定的决心”，所以认定李鸿章“将来建树非凡”。

中医说精、气、神，神是在最尖端的。神的物质基础是气，气的物质基础是精。我们看一个人身体特别好，说明他的精足，精足则气足，气足自然神足。

神有余则笑不休

“神有余”代表这个人很乐观，每天笑呵呵的。你看他的眼神会感觉非常清澈，就像新生儿的眼神。

神有余的人，行为比较大方，临事比较刚毅，在众人面前不胆怯，坐如钟，睡姿比较舒坦，语速非常匀缓，话非常少。

神不足则悲

《黄帝内经》说：“神不足则悲”，如果一个人神不足，他会很悲观。

几年前，我曾给一个太原的年轻人看病，当时他来到我的诊室时，眼神就像喝了酒一样，似睡非睡，似醒非醒，漂移不定，犹豫不决，非常胆怯。坐着的时候还到处动，面部表情比较呆滞。这就是神不足，整个人非常悲观。他得的是抑郁症，因为手淫引起的。

4 看眼识病

有人为什么会睁着眼睛睡觉?

在临床上，我们经常看见一些人神昏欲寐——眼睛闭着，一副昏昏欲睡的样子。

中医讲，“肝开窍于目，目为心之使”，是说我们的眼睛反映了心和肝的问题。临床上一些眼睛外凸的患者也属于肝阳上亢的类型。

我经常见到睡觉露出眼睛的小孩，这在中医里叫作昏睡露睛，原因是脾胃比较虚弱。

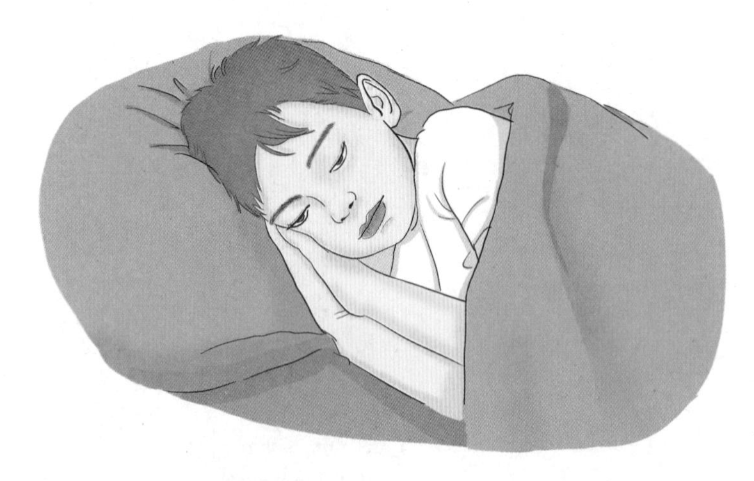

常露睛睡的孩子，脾胃比较虚弱

遇到这种情况，家长可以在家里给孩子做一些简单的推拿来帮他调理，比如可以用捏脊法，来调节孩子脏腑的功能；还可以推脾经、大肠经，如果你不知道穴位在哪，你就按摩孩子的手指（小儿推拿中大肠经位于食指，脾经位于拇指），因为中医讲“阳气起于四末（手指的末梢）”。

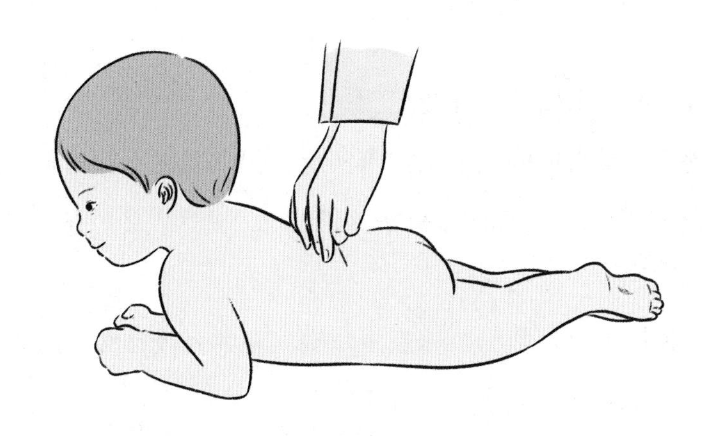

捏脊可以促进孩子的气血运行

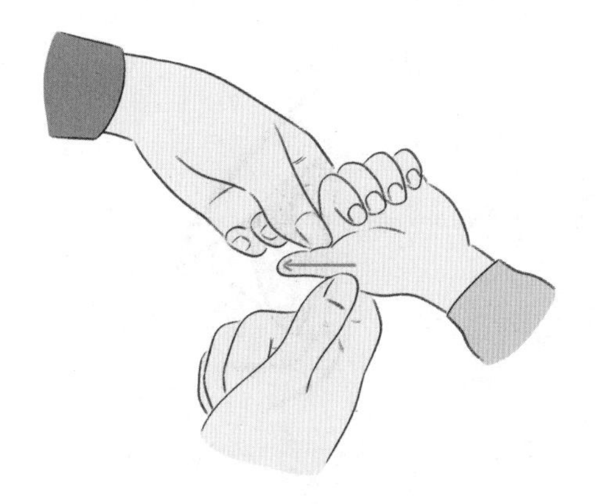

常给孩子推脾经，可以起到健脾和胃、补益气血、清热利湿、化痰止呕的作用

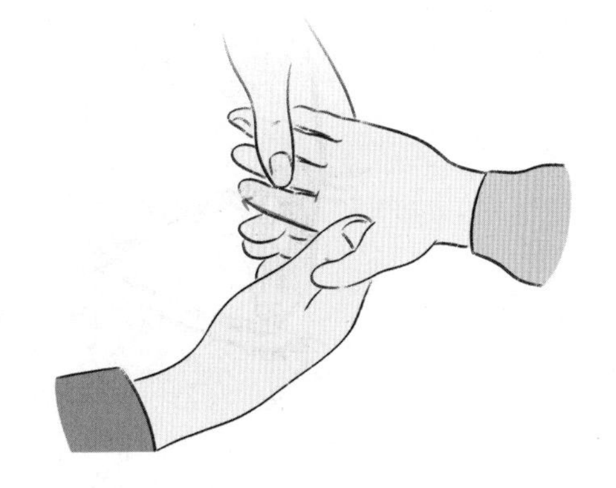

推大肠经，不仅可以预防湿疹，还可以把体内的火气都排掉

其实，睡觉时眼睛微闭、闭不实的人，不光有孩子，成人出现这种症状的也很多，多见于危症患者，比如，脑昏迷、肝性脑病、肾性脑病等。

为什么有的人眼球会外凸或凹陷？

为什么有的人眼球会外凸？

这种人最常得的病是甲亢。事实上，很多朋友不知道自己得了甲亢，别人一看，“哟，你的眼球怎么凸出来了”，结果一查是甲状腺功能亢进。

第二种情况就是肺胀，相当于哮喘。有的人经常喘，因为缺氧憋胀，胸腔的压力大，眼球就凸出了。

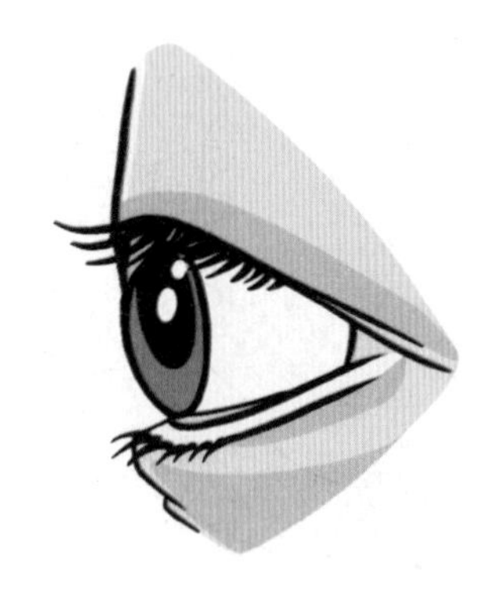

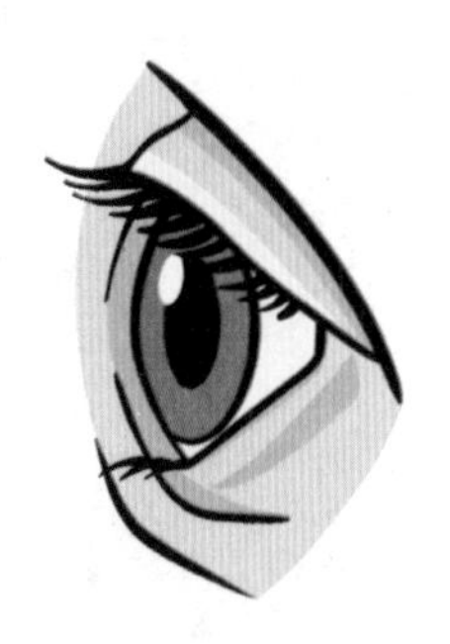

无论是眼球外凸还是凹陷，
都要尽快去医院做一下检查

第三种情况就是精神疾患。一般情况下，正常人的眼神是比较灵活的，但是精神疾病患者的眼神是直勾勾的、不灵活，这些人也会出现眼球外凸的情况。

为什么有的人眼球会凹陷?

眼球凹进去的人常见于病危的情况，比如肿瘤晚期的患者还有一些因腹泻、呕吐，导致其体内的内容液、血容量减少致使眼窝深陷。另外，熬夜过度会耗伤人的精血，也会导致眼窝内陷。

为什么眼皮会耷拉下来?

眼睑下垂分两种情况，一种是两侧都下垂，另一种是只有一侧下垂。

如果是双眼睑下垂，我们中医叫作睑废，这种一般属于先天不足，脾肾严重亏虚。像这种就很难治疗，因为他是先天的问题。

还有一种情况，就是一侧眼睑下垂。他原来是正常的，突然一侧眼睑下垂，这常见于一种非常重的病，叫重症肌无力。

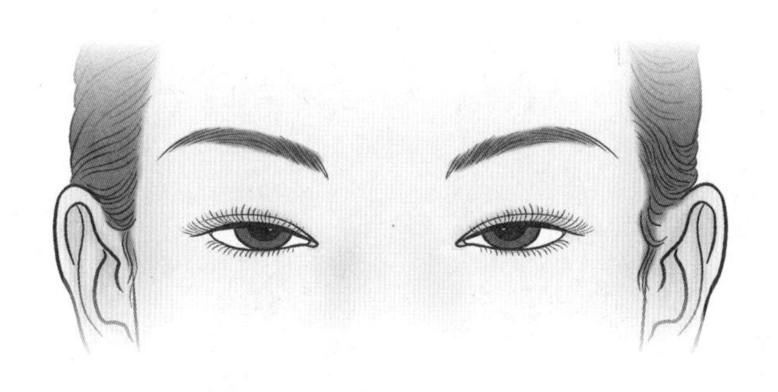

双眼睑下垂的人，大多数先天不足，脾肾亏损；一侧眼睑下垂的人，可能得了重症肌无力

眼睛水肿是何原因？怎么办？

有一些人的眼睛容易水肿，通常睡一觉就会好。

有些人睡了也还是肿，甚至整个脸都是肿的，这在中医里叫作阳水，说明这个人的肾功能不是很好，多见于急性肾炎。

我们可以经常按摩阴陵泉，这个穴位利水，当你感觉自己眼睛发肿的时候就可以按摩一下。

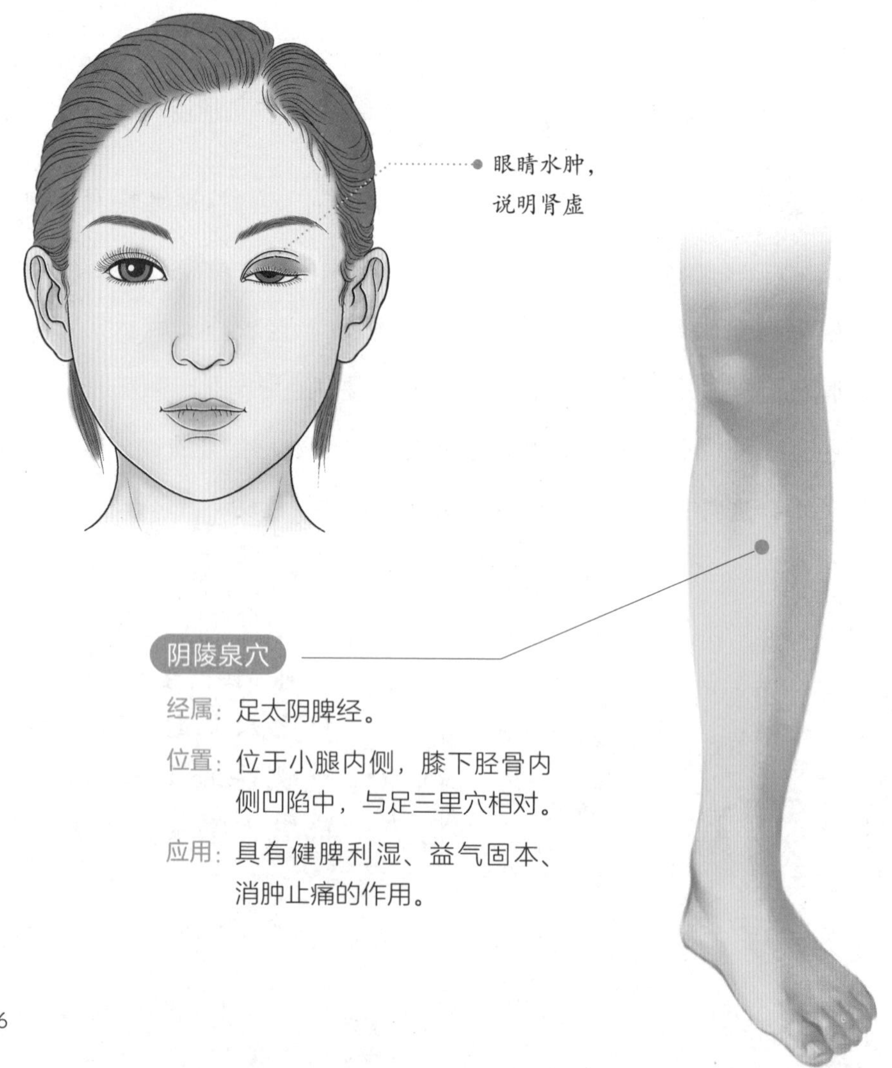

得了麦粒肿（睑腺炎，俗称针眼），在耳尖放血就好了

引起麦粒肿的原因是什么呢？

一旦我们皮脂腺的腺体分泌不畅、堵塞了，引起皮脂腺的炎症，就叫作麦粒肿。这个病很常见，也非常好治疗，只需要我们在耳尖放血，一般一天就好了。放血的时候，用采血针将耳尖刺破，挤出黑血数滴，放一只耳朵、两只耳朵都可以。此外，麦粒肿生在上眼睑和下眼睑，治疗时也是有区别的。

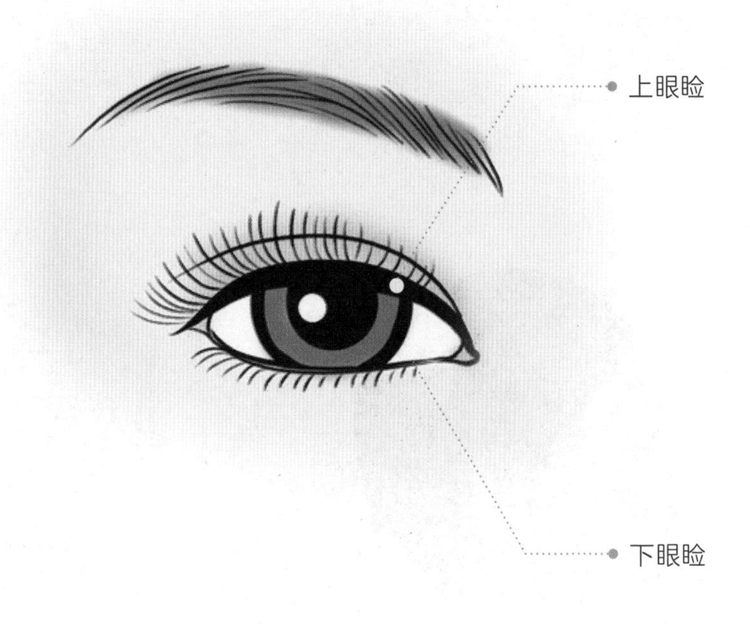

麦粒肿生在上眼睑，是足太阳膀胱经的问题，除了在耳尖放血，也可以在后背肩胛骨放血；麦粒肿生在下眼睑，是足阳明胃经的问题，也就是跟胃火有关，除了在耳尖放血，也可以在足中指放血。

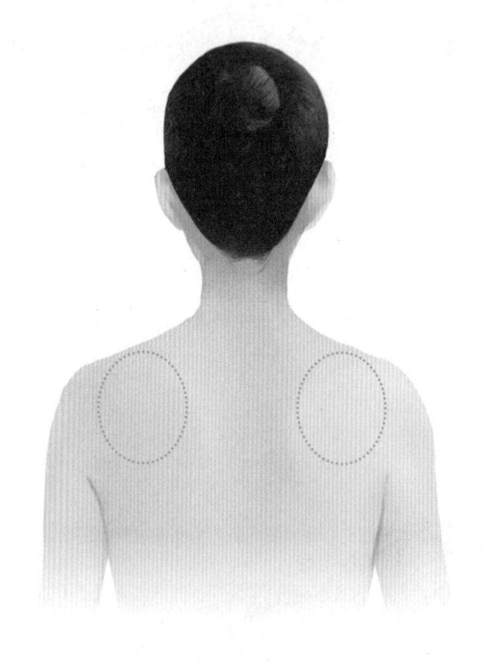

麦粒肿生在上眼睑，
可在肩胛骨放血

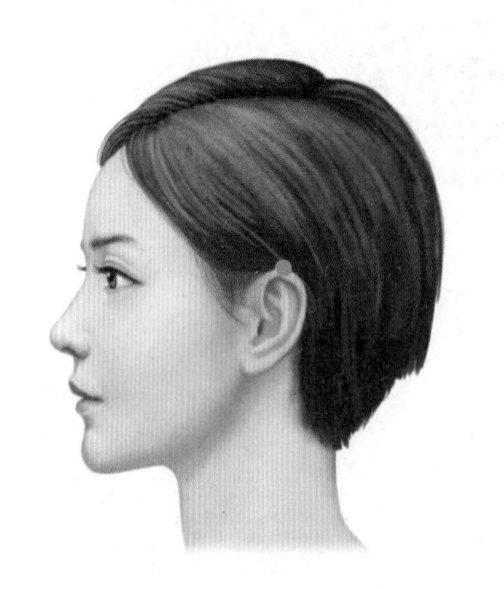

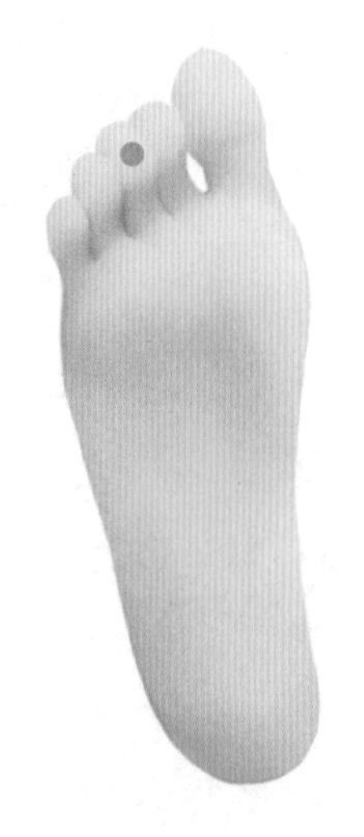

麦粒肿生在下眼睑，可在耳尖或足中指放血

第五章

看鼻识病

鼻子是脾胃的反射区，脾胃健康与否，通过鼻头的颜色就能看出来。而鼻子歪，通常是颈椎不好的表现；鼻孔外张，则可能有哮喘。

看鼻识病

鼻子有通气的功能，是呼吸通道。肺主呼吸，鼻为肺之窍。鼻主嗅觉，鼻的通气和嗅觉功能正常与否，均与肺脏功能密切相关。肺气足，则呼吸通畅，嗅觉灵敏。

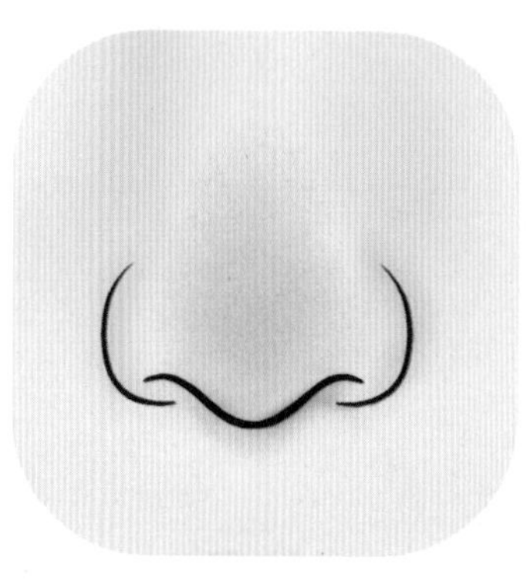

鼻头发青 阳气不足

“鼻头色青，腹中痛”，鼻梁发青或鼻头发青，会经常肚子疼。“青”主瘀血、主寒，鼻头色青的人，基本体质阳虚。阳虚体质的女性，最好不要穿露脐装，尽量少吃生冷的食物。

鼻头发黄 脾虚或血虚

因为这些虚证或者寒证导致气血无法濡养鼻子，故而出现鼻头发黄。

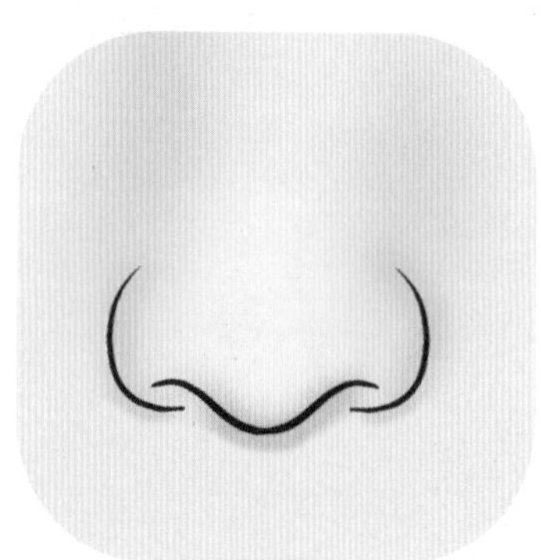

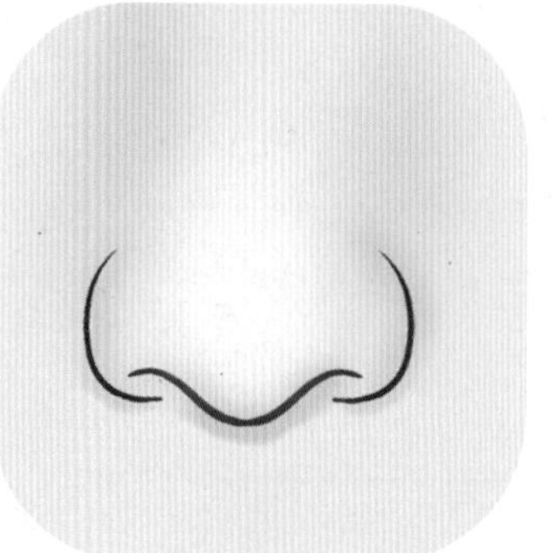

鼻头发白 气血不足

鼻色发白，多是气血虚；若鼻头白，多是女性月经不调或男性刚进行完房事。

鼻头发黑 代谢异常

鼻头有微黑色，说明体内有水饮，或者是肾虚。中医认为，色黑属肾，肾主水液代谢，所以黑色反映了水液代谢的异常。

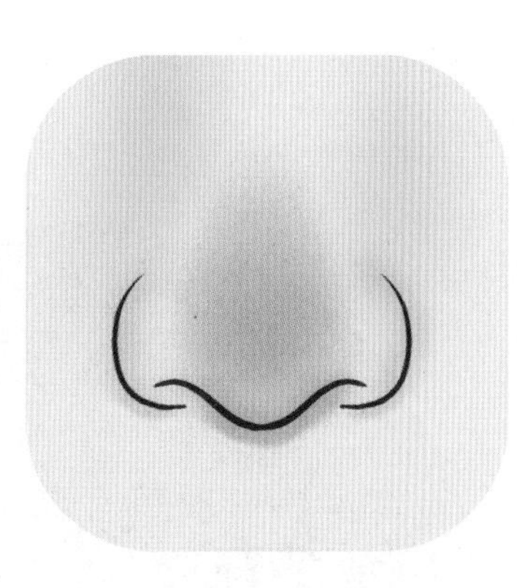

鼻翼迎香穴发红 肠胃失调

迎香穴是大肠经和胃经的交会穴，它反映了大肠和胃的情况。如果一个人鼻翼旁的迎香穴发红，那么这个人不是便秘，就是有痔疮。

鼻子毛孔粗大 体内湿气重

如果一个人的胃肠中有湿气，湿所生的螨虫就会在相应的反应点——鼻头出现。鼻翼、鼻头是大肠和胃的反应点，所以很多人的鼻翼、鼻头上会有螨虫。

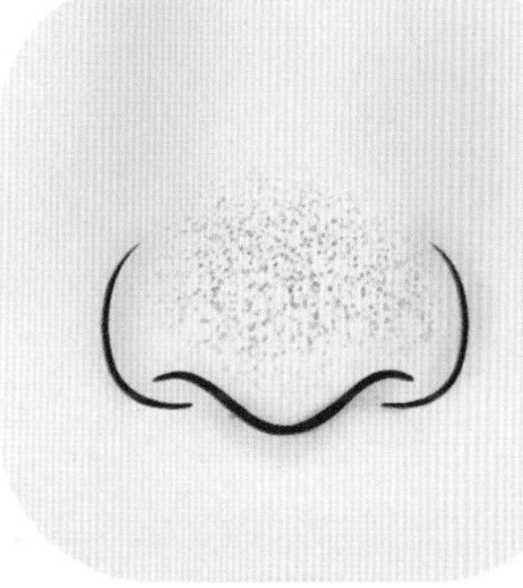

鼻部反射区对照图

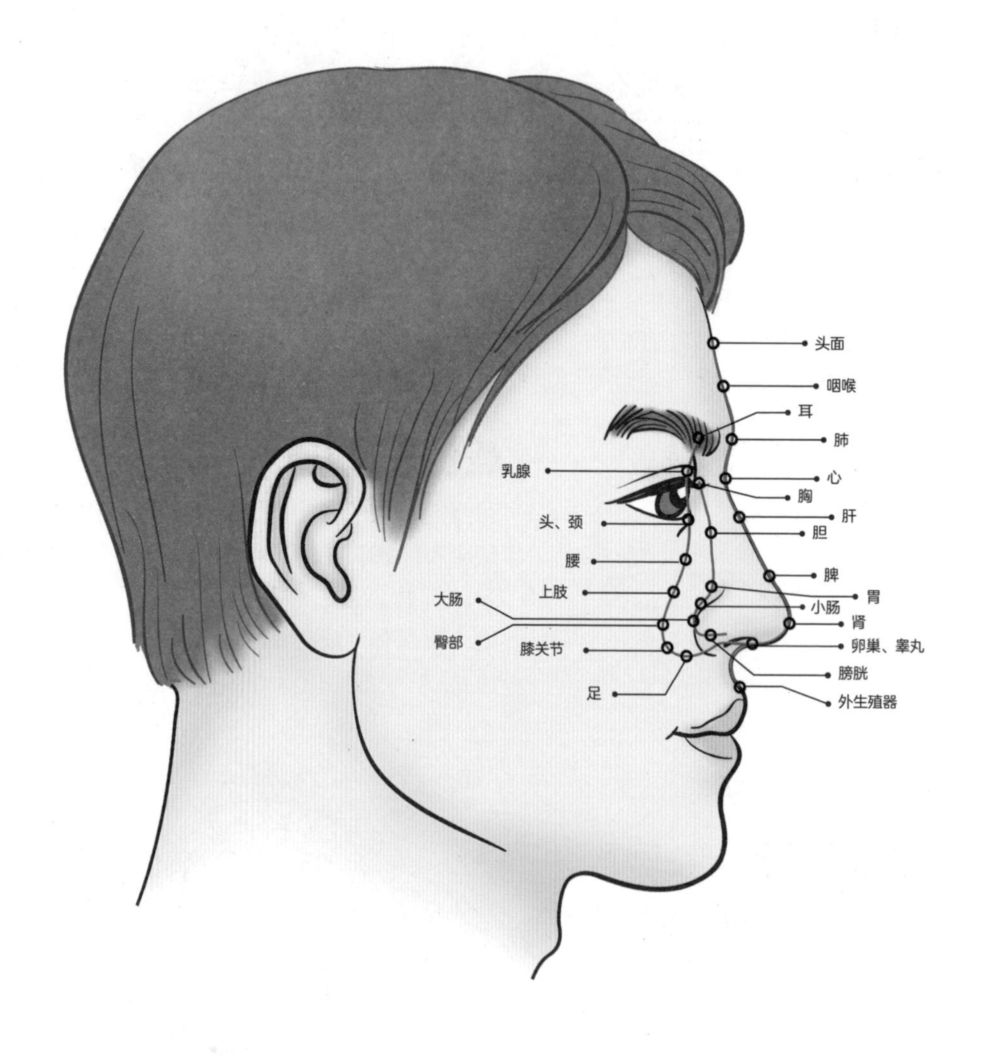

鼻是脏腑组织的缩影，各脏腑组织在鼻部都有对应部位。这些部位能系统地反映出脏腑组织的生理、病理状况。

1 气色好不好，首先看鼻子——明堂

鼻子，位于人面部的中央，又叫明堂，是中心的意思。

《黄帝内经 · 灵枢》说："脉出于气口，色见于明堂。"意思是，通过摸脉来诊断脉气，而看气色首先看明堂。

《黄帝内经 · 灵枢 · 五阅五使》里说，"五色独决于明堂。"意思是，五种气色（青、赤、黄、白、黑）都可以从鼻子来分辨。

能活到百岁的人"明堂广大"

什么样的人能长寿呢？

长寿的人五官都非常大，轮廓清晰，即"五官已辨"；额头会非常饱满，即"阙庭必张"。接下来再看，鼻子很大，即"明堂广大"，"广"指宽度，"大"指厚度，一个长寿相的鼻子，要长、要大，且丰满。但也不是无限制的，要和一个人的面部配伍比例合适，看起来舒服才好。如果只是大但不协调，也只是有其形而不得其神。

"蕃蔽见外，方壁高基，引垂居外"——颊侧和耳朵一下从正面

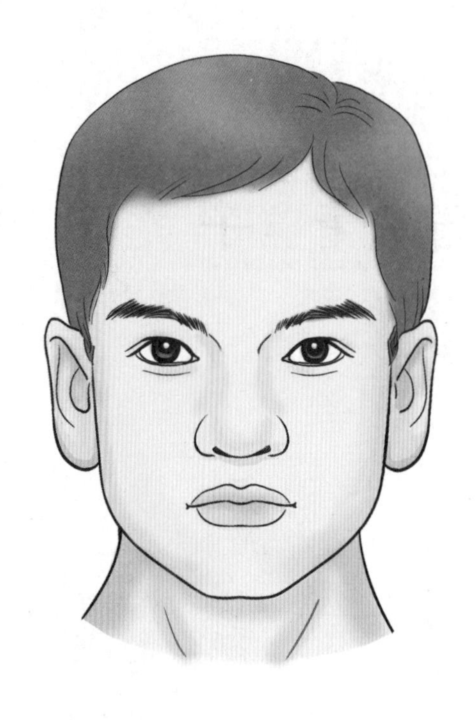

额头饱满，鼻子、耳朵都很大的人，大多长寿

就能看到，显露于外，“方壁”（耳朵）很大，而且很高，连耳垂你都能看到——“引垂居外”。那么，这种面相的人“寿中百岁”——一看就是长寿之人。

鼻子是脾胃的反射区：红鼻头、酒糟鼻说明什么？

《黄帝内经》中说，肺“开窍于鼻”，所以通过看鼻子就能看肺的情况。

在中医里，脾胃属土，肺属金，土生金，所以一个人的脾胃好，肺就好；脾胃弱，肺就差。临床上，一个脾胃虚弱，经常便溏（大便不成形）的人，会经常咳嗽、吐白痰；一个肺功能不好的人，消化功

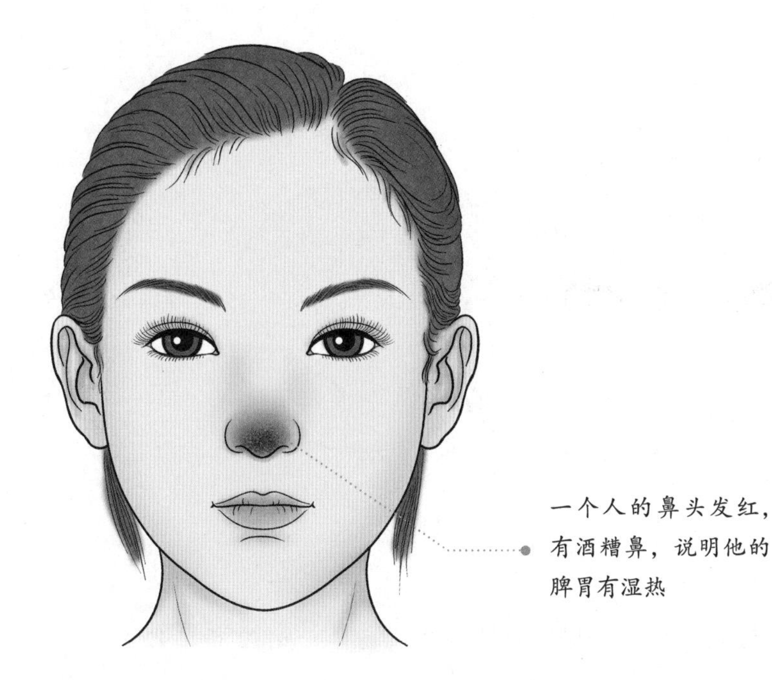

能一般比较差，会经常便秘。总之，脾胃和肺是相互影响的。

在生活中，如果鼻子上出现一些病理变化，就会反映出相应的疾病，最常见的就是红头鼻。红是炎症的反应，代表上火。如果你见到一个人的鼻头发红，就说明他的脾胃有热。

很多人有酒糟鼻，这也是因为脾胃有湿热所致。

鼻子发青或鼻梁两侧有青筋说明什么问题？

小儿惊风的时候，鼻子容易出现色青。还有，很多女性的皮肤非常白皙，在她的鼻梁两侧能看到青筋暴露，这说明她可能经常痛经，而且一受凉就会月经不调。

在《金匮要略》里，张仲景已经总结了，他说“鼻头色青，腹中

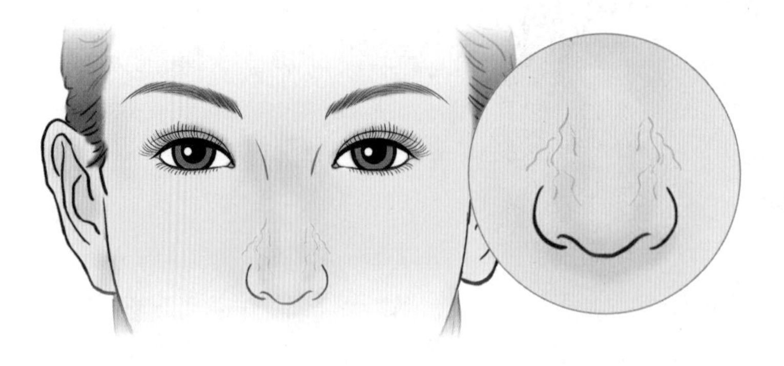

鼻梁两侧有青筋，或鼻头发青，说明此人经常肚子疼，一受凉就月经不调

痛”，意思是一个人鼻梁发青或鼻头发青，一定经常肚子疼。

“青”主瘀血、主寒，所以一看到鼻头色青，差不多就可以判断其人体质阳虚。

对于阳虚体质的女性来说，一定要注意保暖，不要穿露脐装，尽量少吃生冷的食物。

鼻头发黄说明什么问题？

在生活中，鼻子发黄预示这人就快生病了。还有可能是脾虚或者血虚，因为这些虚证或者寒证导致气血无法濡养鼻子，故而出现发黄。如果你发现孩子或自己的鼻头发黄，可能是受外寒发烧了，可以用一些解表药，比如说桂枝颗粒、桂枝汤等，在没有症状的时候就可以用，因为桂枝汤是一个健脾的药，还具有解表、抗病毒的作用。

鼻头发白说明什么问题？

一个例假刚结束的女性，她的鼻头就会比平时白，这是因为她经期失血了，所以鼻头发白。一个男性突然出现鼻头发白，也属于失血，但是男性的血不叫血，叫精。很多男性同房完之后，他的鼻头会白，或者有的人有手淫习惯，也会鼻头发白。

鼻头发黑说明什么问题？

临床上，鼻头发黑的人比较少见。张仲景在《金匮要略》里用了一个非常好的词，他说："鼻头色微黑者，有水气。""微黑"是个什么颜色呢？生活中，有一些人一看感觉好像两天没洗脸了，或者给人感觉是他的脸怎么洗也洗不干净，这种颜色就是微黑。如果一个人的鼻头有微黑色，就说明他体内有水饮，或者是肾虚。中医认为色黑属肾，肾主水液代谢，所以黑色反映了水液代谢的异常。

对于这种人，中医常用的办法是补肾。比如，可以按摩太溪穔、涌泉穴，或吃一些补肾的药物，当然还是要经过医师的指导。

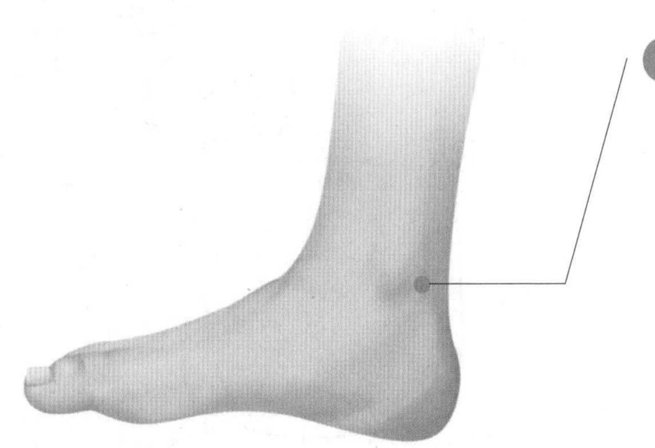

太溪穴

经属：足少阴肾经。

位置：位于足内侧，内踝后方与脚跟骨筋腱之间的凹陷处。

应用：主治肾脏病、牙痛、喉咙肿痛、气喘、支气管炎、手脚冰凉等。

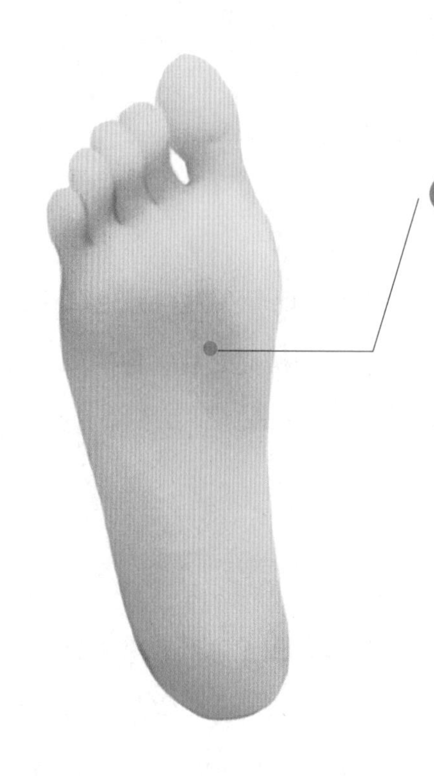

补肾有一个简单方法：把双手的拳眼对着脊柱的两侧反复地搓，把腰部搓热就可以补肾。

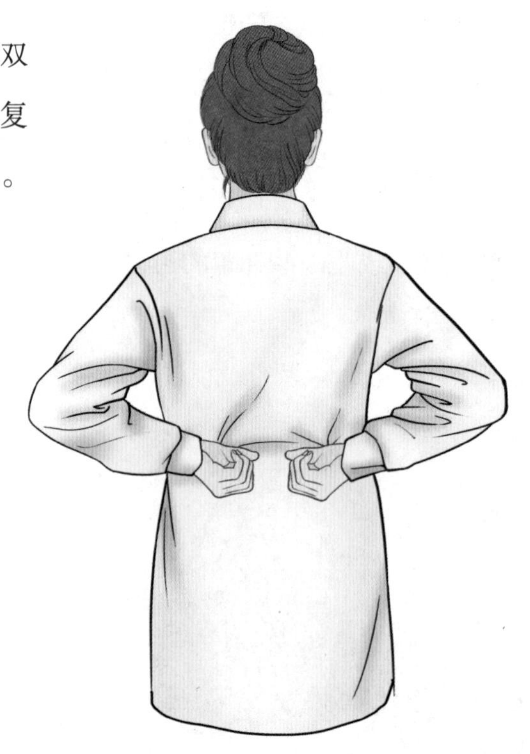

鼻翼旁的迎香穴发红，不是便秘，就是有痔疮

记得我上大学的时候，一次上实验课，有一个同学迟到了。他一进来，老师就说：“你这两天是不是便秘？”同学说：“是的。”

当时我就震惊了，这个同学跟老师没有交流，老师只是看了他一眼，就知道他这两天便秘，为什么呢？下课我就跑到老师跟前，问：“老师您怎么看出这个同学便秘的？”

老师说：“很简单，他鼻翼旁的迎香穴发红。”

迎香穴是大肠经和胃经的交会穴，它反映了大肠和胃的情况，如果一个人鼻翼旁的迎香穴发红，那么这个人不是便秘，就是有痔疮。

如果是便秘，我们可以喝一些牛蒡茶来通便，泡水代茶饮；如果是痔疮，可以喝一些槐花茶，用槐花泡水就可以，槐花是治疗痔疮的第一药。

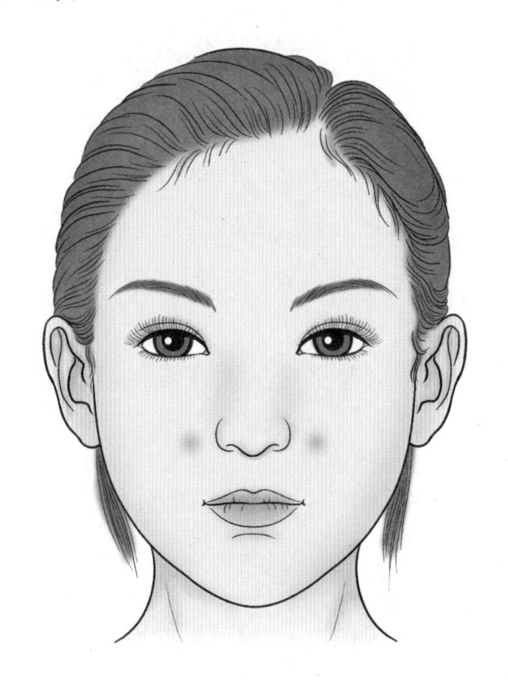

迎香穴发红，不是便秘，就是有痔疮

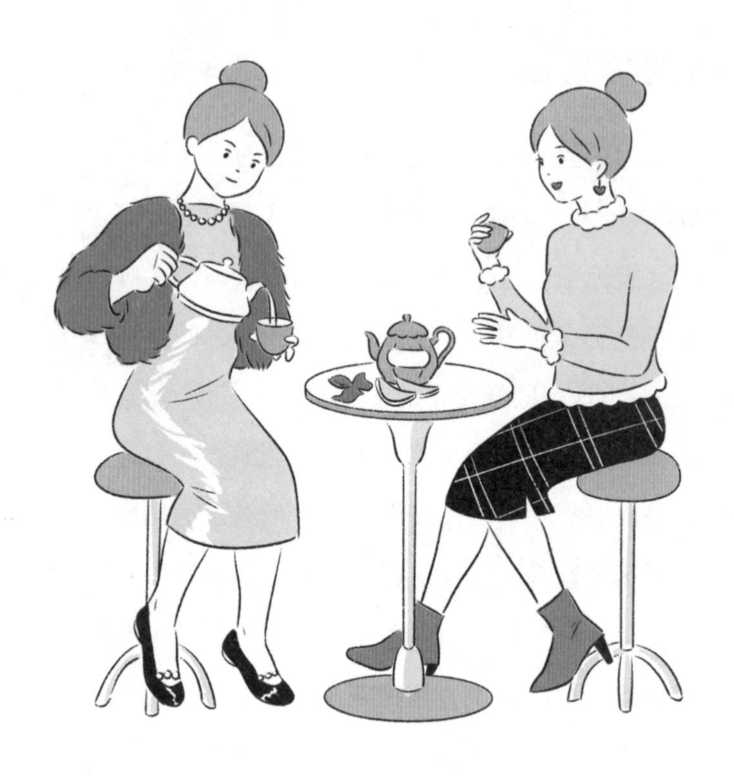

便秘不用急，喝牛蒡茶轻松通便；
痔疮不用怕，喝槐花水，可有效缓解

鼻头毛孔粗大的人，体内湿气重

很多人鼻头上的毛孔比较粗大，这些毛孔里面住着很多螨虫——其实是便溏（拉稀）的表现。

遇到这种情况，可以艾灸肚脐来治疗，艾灸肚脐有健脾化湿的功效。

中医认为，“湿生虫”。事实上，如果一个人的胃肠中有湿气，湿所生的螨虫就会在相应的反应点——鼻头出现。鼻翼、鼻头是大肠和胃的反应点，如果体内湿气重的话就会生虫，所以很多人的鼻翼、鼻头上会有螨虫。

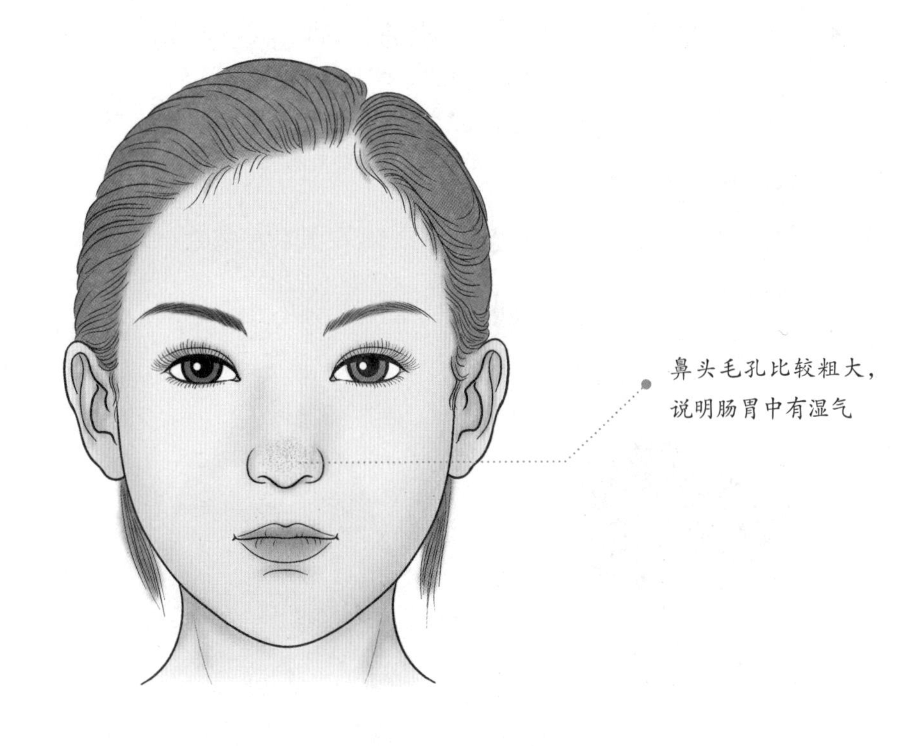

2 一个人的鼻子真的能被气歪吗?

如果你的颈椎不好，向一侧偏歪，口鼻也会偏歪

很多人的鼻子会出现一些异常，比方说歪、肿等情况，这能反映出一个人的身体状况。

我们都知道，小动物的尾巴是用来调节身体方向的。其实，人的身体有个地方，就是鼻子，也可以调节身体的方向。

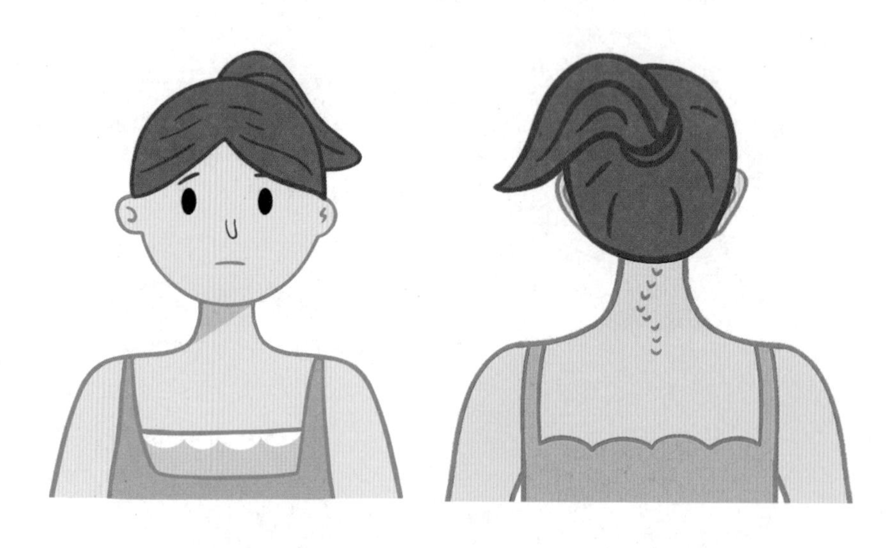

口鼻歪斜需注意，颈椎可能也在变歪曲

前一段时间，有个人来找我看病，一坐下来还没张口，我就说：“你的颈椎不好。”当时患者非常惊讶：“我就是来看颈椎病的，大夫您怎么知道我颈椎不好？”

我怎么看出来的呢？他的鼻子已经出卖了他的颈椎。

一般来说，正常人的鼻子是直的，如果颈椎向一侧偏歪时，鼻子也会向同侧偏歪。

人体内有条隐秘线，就是肌筋膜。当一侧的肌筋膜紧张时，它就会把整个躯体、面部、五官都往某个方向上拉。所以，当我们看到一个人的鼻子歪了，他的嘴和眼，包括他的抬头纹，也都是向同侧偏歪的。

我们的颈椎是有一个曲度的，在颈椎后面有一些肌群，像肩胛提肌、斜方肌等，会把颈椎往后拉。在颈椎横突上的斜角肌，会把颈椎往前拉，如果这两侧斜角肌的力量不对称了，就会把颈椎拉歪，同样把面部的五官也拉歪了。

为什么生气能把鼻子气歪呢？

斜角肌是把我们的颈椎往前拉的，如果颈椎的曲度变直，就是斜角肌的问题，并且斜角肌正好位于身体的足少阳胆经上，跟我们的情绪有关，受情绪的影响很大。中医的肝胆以及肝胆经相当于现代医学的边缘平滑肌系统，而边缘系统是受情绪影响的。

当一个人出现头抖动或面部歪斜时，他的情绪是不良的，也就是说生气真的能够把鼻子气歪——情绪不良可以引起平滑肌痉挛，身体两侧的肌肉张力不对称，就会出现身体一侧力量大于另一侧，身体中央的体表器官就会出现歪斜，甚至中风。

针对颈椎病导致鼻子歪的情况，可以在紧张的斜角肌处进行按摩、拔罐、刮痧、针灸，以及调节情绪来恢复斜角肌的硬力，慢慢地你的鼻子就会恢复到正常位置了。

鼻孔外张的人，可能有哮喘

《黄帝内经》中说："肺病者，喘息鼻张。"比如说，当一个人因肺病经常哮喘，他鼻子的外形就会变化——鼻孔外张，我们叫作鼻张。而且因为长时间缺氧，还会导致他的嘴唇发紫。

在生活中，很多小孩子都有过敏症，进而会引起哮喘。尤其到了晚上，激素水平一低，孩子的气道会狭窄，渗出液增多（气道水肿），肺通气不良了，就会出现哮喘。

通常，如果一个人患了哮喘，发作的时候，气道伸缩增多而变狭窄，肺通气不良，找不到氨茶碱来喷，就会憋得很难受，严重的会导致窒息。哮喘时氨茶碱可以快速扩张气道。如果暂时没有药物，可以点刺素髎穴、人中、四缝穴来缓解症状，这些穴位都是内源性释放激素的地方，在必要时可以救人一命。

请大家记住，哮喘发作的时候一定要快速止喘，但如果想除根就一定要从补肾入手。中医认为哮喘是肾阳虚导致的，所以有哮喘的人在平时不仅要远离寒凉刺激，还要注意补肾。中医补肾的药物，像紫河车、蜂房、蛤蚧等，平时吃一些，可以预防哮喘发作。

延伸阅读

在素髎穴扎针或点刺四缝穴，能快速缓解哮喘症状

在中医里，面部的一些穴位可以用在急救上。

比如，人中就是“激素”，这个地方一按特别疼，我们的交感神经在这儿汇集，只要一刺激这个地方，交感神经系统一兴奋，就可以释放内源性的激素。

另外，中医治疗哮喘，比如看到这个人喘不上气来了，往往在素髎穴扎一针或点刺四缝穴，能快速缓解哮喘症状。

现在为什么得颈椎病的人那么多？

得颈椎病跟颈椎的不良使用有关。现在低头族越来越多了，尤其是伏案工作的白领。人体头部重量约为 5.4 千克，当你稍微低头 15° 看手机时，颈椎承受重量会达到 12.2 千克，而低头约 60° 时，颈椎弯曲的压力能重达 27.2 千克。长此习惯性低头，再好的颈椎也会出现问题。

正确使用手机的姿势，我们叫作“奥特曼式”，如果手机跟我们的眼睛是平视的，就对颈椎没有伤害。只要你低头，不管是玩手机，还是看电脑，都会对颈椎产生伤害。再好的颈椎日积月累承受重量，也会得颈椎病。

古人读书的时候，都是从上往下、摇头晃脑，一直在活动着自己的颈椎，而且古代人写字是竖着写的，非常科学。我们的椎动脉穿过横突，如果横着写字，会挤压椎动脉，导致脑供血不足，而点头的时候是促进椎动脉供血的，对大脑和颈椎都是一种保护。

第六章

看耳识病

《黄帝内经 · 灵枢》里说:“蔽者，耳门也。”什么是蔽？就是耳门的意思。通过看耳朵，就能看出这个人能不能活到 100 岁。

耳部反射区对照图

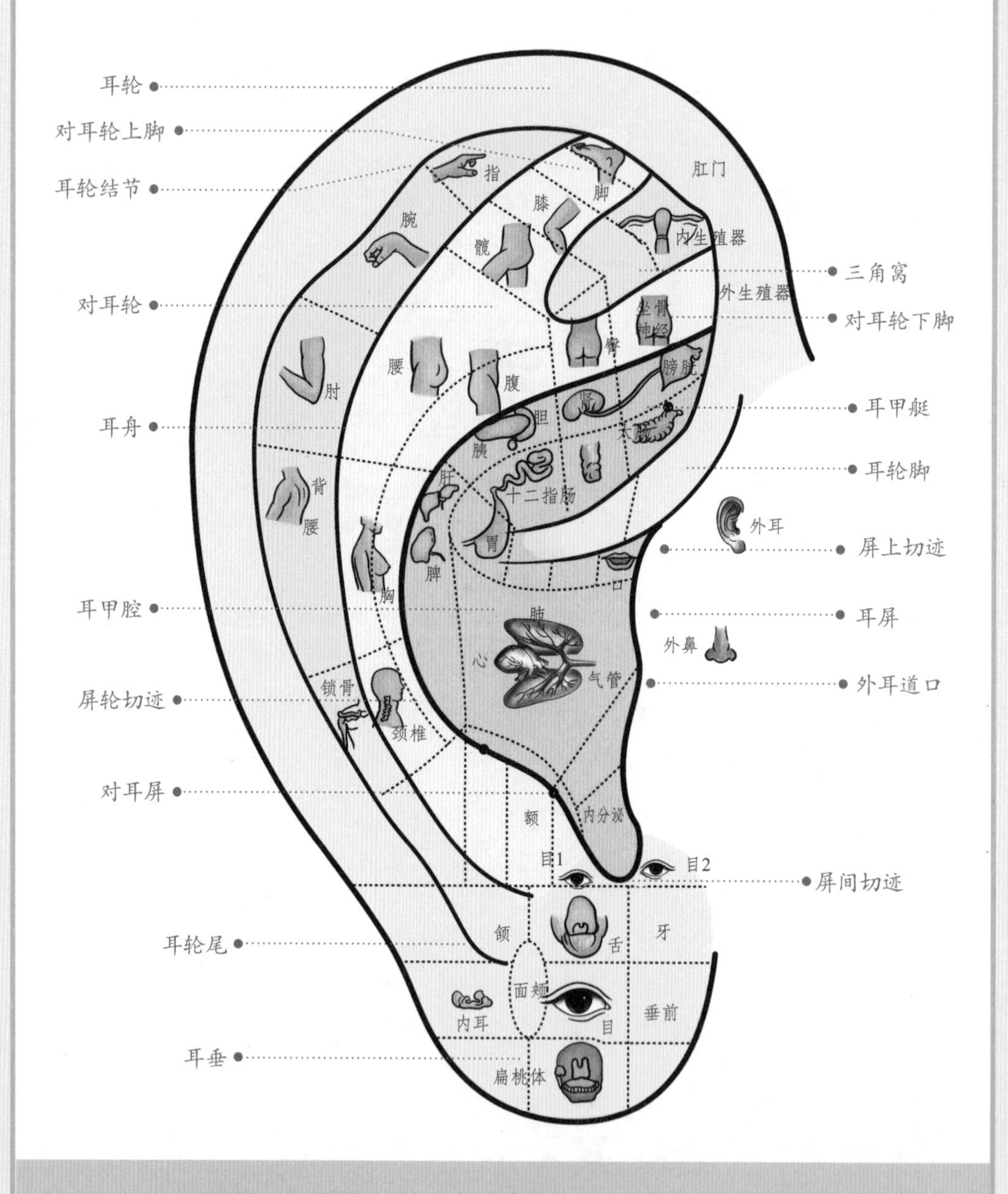

全息耳疗是依据中医经络理论，由针灸发展变化而来。通过耳穴磁灸经络传导，可以从根本上调理患者的脏腑气血运行，疏通血脉，达到寻根求源，治病治本的目的。

1 耳朵大有福吗？

耳朵厚大的人能活100岁

《黄帝内经·灵枢》里说："蔽者，耳门也。"什么是蔽？就是耳门的意思。通过看耳朵，就能看出这个人能不能活到100岁。

《黄帝内经》里写耳朵要怎么看呢？

第一，耳朵"方且大"。方是指耳朵有厚度，大是指耳朵面积大。

到底有多方、多大呢？"去之十步，皆见于外。如是者寿，必中百岁。"意思是说，在十步之外，一眼就能清晰地看到一对大耳朵，这样的人，一定会享百岁高寿。

现代医学也验证了这个事，研究者们发现，决定人体寿命的基因同样也决定了我们耳朵的大小。

有国外研究者收集了256名60~90岁的老人以及中国344名90~104岁的老人的耳朵特征，进行比较后，发现90岁以上的男性老人耳朵的平均值（耳朵长度之和除人数）是7.13厘米，女性是6.89厘米，这是个长寿组。而60~69岁男性老人耳朵的平均值是6.93厘米，女性是6.5厘米——我们的数据也是这样，耳朵越大越容易长寿。

西医是从基因上解释的，而中医认为，“肾开窍于耳”，肾是先天之本，相当于一个人来到世上，老天给你多少元气，你就能活多长。打个比喻，元气就像家里煤气罐里的煤气一样，人来到世上的时候有的抱着一个25千克的煤气罐（耳朵大的），有的抱了一个12.5千克的煤气罐（耳朵小的）。

但是，不管先天的元气谁多谁少（煤气罐里的煤气谁多谁少），后天如果不注意节约、保养，说不准什么时候这煤气罐里的气就浪费完了，或者突然爆炸了。所以，如果老天给了我们一个非常好的条件，我们要懂得去保养，尽量让这个煤气罐里的气（元气）消耗得慢一些。

不是所有耳朵小的人都短寿，耳朵大的人都长寿

当然，不是所有耳朵小的人都短寿，虽然很多人来到世间的时候只带了“12.5千克的煤气罐”，可人家用得少，有加气站——这就是中医说的“添油续命”。

一般人来到世上，“煤气罐里是不能再添气的”——人的先天元气是有定数的。但是有的人后天有很多办法可以往里偷偷加气，比如，孙思邈真人是20多岁才开始学医的，他为什么学医？就是因为自己身体不好，天天病病歪歪的，一看就不是长寿之人，但最后孙真人活了141岁。因为他有一些方法，可以往自己的“煤气罐”加气，

而且他本身的元气消耗得很少。

中医里有很多秘诀，可以通过后天来补先天的不足，比如说我在前面谈到的呼吸法门（就是通过锻炼呼吸的养生方法，中国古代的养生方法都需要配合呼吸，通过关注呼吸来调节人体的精气神），以及用手的拳眼搓腰眼的方法。当然中医还有很多药物也可以补肾，如金匮肾气丸，等等。

方法有很多，但更重要的是需要持之以恒地练习。大道至简，最高深的东西都是最简单的，只要功夫一到自然就成了。所谓功夫就是时间，你花费的时间到了，心血用了，功夫就出来了。长此以往，你坚持用这些方法给自己补肾，肾和耳朵是可以改变的。

2 耳朵与五脏有什么紧密联系？

耳朵是迷走神经经过之处

《黄帝内经 · 灵枢》里说：“肾开窍于耳”“肾气通于耳，肾和，则耳能闻五音矣。”

这说明耳朵跟肾脏有非常密切的联系。首先，从外形上来看，耳朵跟肾脏长得非常像。我们的两个肾一高一低，而两只耳朵也不是在一条线上的，也是一只耳朵偏高，一只耳朵偏低。

现代医学是如何看待耳朵的呢？

脑神经有 12 对，其中有一对叫作迷走神经，它是第 10 对脑神经，也是脑神经中最长的一对，它一直伸展到肠道。除了我们左侧的降结肠和乙状结肠没有迷走神经的分布，基本上从头出来，咽喉、气管、肺脏、心脏、胰腺、胃，整个小肠、升结肠和横结肠，还有肾上腺、肾动脉、膀胱、子宫都在受迷走神经的支配。

迷走神经对我们的健康影响特别大，如果能够“治疗”迷走神经，基本上就能够治疗所有的内脏病。

另外，虽然迷走神经是内脏运动神经，但是它还分布在耳朵的后面和耳甲艇以及耳甲腔，相当于在我们的耳朵上留的一个后门。

关于迷走神经的研究，是现代医学的一个很大热点。比如说现在国外治疗癫痫、精神病、狂躁症、焦虑症、抑郁症、糖尿病等症就是用刺激迷走神经的方法。

《黄帝内经·素问》里也讲过："邪客于手足少阴太阴足阳明之络，此五络皆会于耳中，上络左角，五络俱竭，令人身脉皆动，而形无知也，其状若尸，或曰尸厥。"如果一个人突然昏倒，"其状若尸"，就说明他得了癫痫。此时，医生会给患者扎耳朵的耳郭——迷走神经经过的地方。

肾虚的人耳朵没有弹性，一捏就软了："耳者，肾之官也"

《黄帝内经》里说："耳者，肾之官也"，意思是耳朵可以反映肾的功能情况。

一个健康人的耳朵是非常有弹性的，能支起来。肾虚的人的耳朵没有弹性，一捏就软了。

很多肾虚的人，耳朵外面的一圈是萎缩的，会自己往里卷，或者有点儿干燥，就像苹果放久了没有水分，焉下去的那种感觉。

《黄帝内经》里又说："肾病者，颧与颜黑。"实际上，人肾虚后的脸就像洗不干净一样，临床上，如果一个人的脸呈现这种洗不干净的状态，通常是比较严重的肾病了。比如说肾功能不全的患者，肌酐高了，脸看上去就像几天没洗一样。对于这种情况，中医一般会用蒲公英、牡蛎、大黄各30克，熬水之后灌肠，大便一通，肌酐就下来了。

如果是肾虚的女性，脸上还会长黄褐斑。基本上，40岁左右的女性脸上都会长一些黄褐斑。遇到这种情况，可以在平时吃一些补肾药，比如，左归丸、右归丸来调理。

刺激耳朵就可以补肾

耳朵跟肾脏通过迷走神经连接，刺激耳朵时，就是在刺激迷走神经，由此可以改善肾功能。如何改善肾功能呢？——最简单的是搓耳朵，把耳朵搓红、搓热。

懂针灸的人也可以用梅花针叩耳，或者拿王不留行籽按压耳甲艇和耳甲腔，一个星期压一次到两次，然后每天按揉，每个穴位按揉3~5分钟，只要能够刺激我们的耳甲艇和耳甲腔，都可以兴奋迷走神经，不光可以补肾，益寿延年，还可以治耳聋。

有人问我，生活中有很多人喜欢掏耳朵，您说过掏耳朵也是在兴奋迷走神经。但如果损伤了外耳道，那肯定是不好的——掏耳朵轻柔的是好的，粗暴的是不好的。

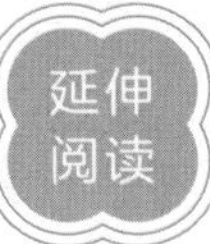

美尼尔综合征如何调治？

之前我有一个患者，患的是美尼尔综合征（表现为旋转性眩晕、波动性听力下降、耳鸣和耳闷胀感），当时她的儿子在英国当教授，带她去英国看眩晕病最厉害的专家那里看诊，医生告诉他，“把这个听神经切断，就不晕了”。

但这位患者不想什么声音都听不见，就不接受切断神经的治疗方法。后来，她回国后找到我，我很快就给她治好了，方法非常简单，就是采用刺激迷走神经的方法。

现代医学发现，临床上 70% 的眩晕跟迷走神经及耳朵有关，30% 的眩晕跟椎动脉有关，也就是耳性眩晕和颈性眩晕。

大家可以试试，只要不是耳石症（耳石症需要复位）引起的眩晕，也不是椎动脉引起的眩晕，那就是耳性眩晕了，你只要刺激迷走神经——找一枚梅花针，叩打自己的耳郭，5~10 分钟眩晕就会消失（大部分病情较轻的人就不会再犯了）。

第七章

什么样的面相是健康的？

脸色反映了身体的不同健康状态。脸色发红，则体内有热；脸色发白，则有寒证、虚症或失血；脸色发黄，则脾胃虚弱；脸色发青，则有痛症或寒证；脸色发黑，则有寒证、痛证或肾虚。

看脸色识病

通过观察一个人的面部皮肤颜色、光泽变化，可以了解其脏腑的虚实、气血的盛衰、病性的寒热、病情的轻重等。

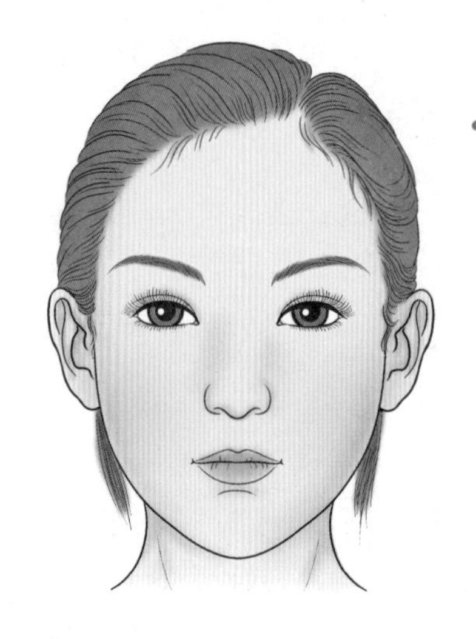

脸色发红 体内有热

整个面部发红说明这个人全身都热。脸色发红的实证的人，要注意补充肾阴、肾水，用水来治火。脸色发红的虚证的人，会出现双颧潮红——突然有一阵觉得自己身上烘热，脸也红了，多见更年期的女性。

脸色发白 寒证、虚证或失血

一个人脸色特别白，手摸上去比较凉，这是体内寒邪伤人的表现；一个人贫血，血管中红细胞的含量就低，我们看到的皮肤色泽就会偏白。有一些女性在生理期崩漏或是大失血时，脸色是㿠白的，没有光亮。

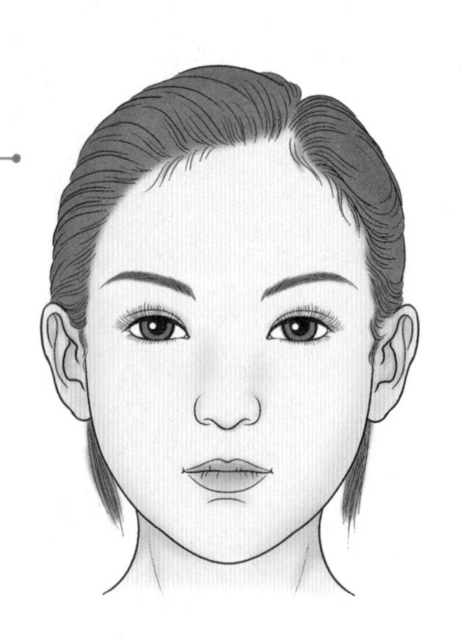

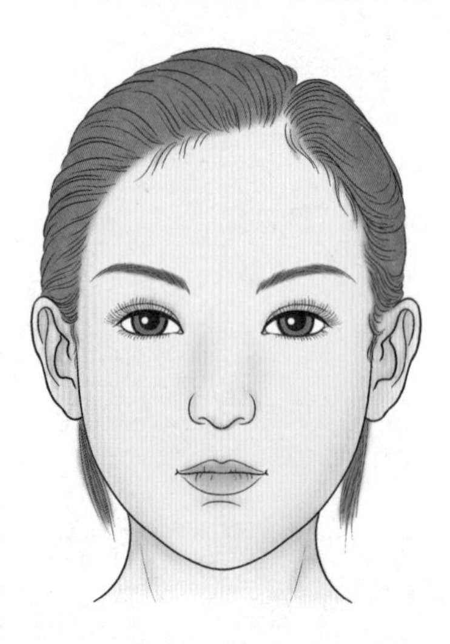

脸色发黄 脾胃虚弱

脸色发黄，说明脾胃气血不足，多见于月经过多的失血，或是气血功能不足导致的便溏、腹泻等问题。

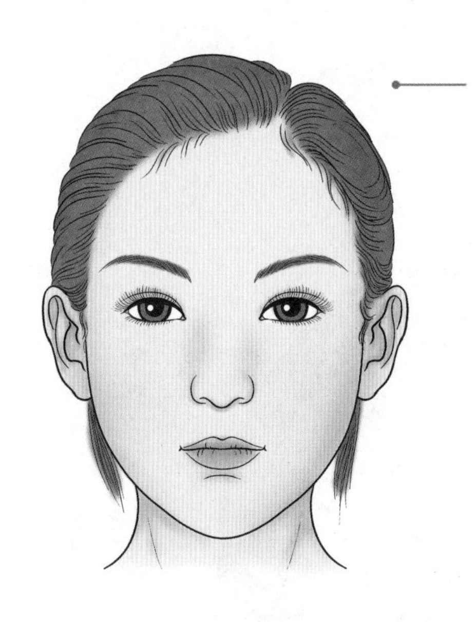

脸色发青　有痛证、寒证

中医认为，肝主筋，青色主肝、主寒。也就是说，只要一个人脸上出现了青色——眼周发青、鼻梁发青、口周发青，能看到血管暴露，一般他身上都有疼的地方——身上有痛证、寒证，甚至是瘀血。轻的是肝郁患者，比较善结善怒，会出现心绞痛、偏头疼、四肢冰凉、痛经、胃疼、颈椎疼、腰疼、膝关节疼等症状；重的是乙肝患者，甚至会得肝硬化、肝癌。

脸色发黑　寒证、痛证或肾虚

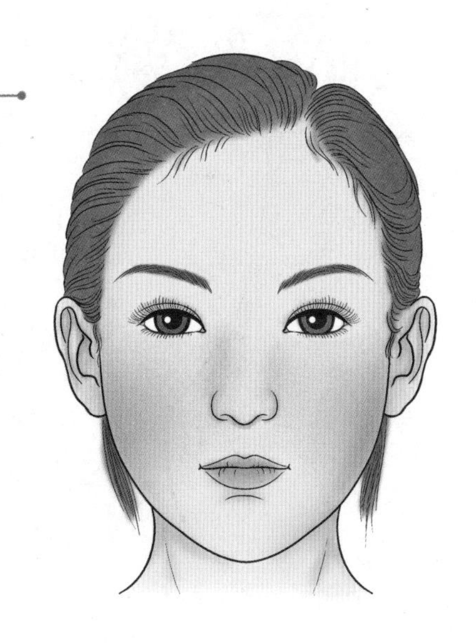

得了寒证、痛证（瘀血）等疾病的脸色发黑和肾虚的脸色发黑是不一样的。肾虚的人往往血液循环不好，血液运行很慢，变成了瘀血，就会呈现暗色，通过皮肤看到的是黧黑，这种人小腿上的皮肤就像鱼鳞一样，中医叫作肌肤甲错。有痛证的人血液运行得特别慢，暴露出的青筋看起来是黑筋。最常见的是手上的大鱼际或指尖关节能看到一些血管，如果这些血管发黑了，就是体内有瘀血导致的黑，属于痛证。这种发黑还有一种多见于眼圈，尤其是下眼睑的黑眼圈。这种眼眶周围的发黑多见于肾虚水饮和寒湿带下。如果是女性，她的白带特别多，这是妇科病的反映。

面部与脏腑的反射区

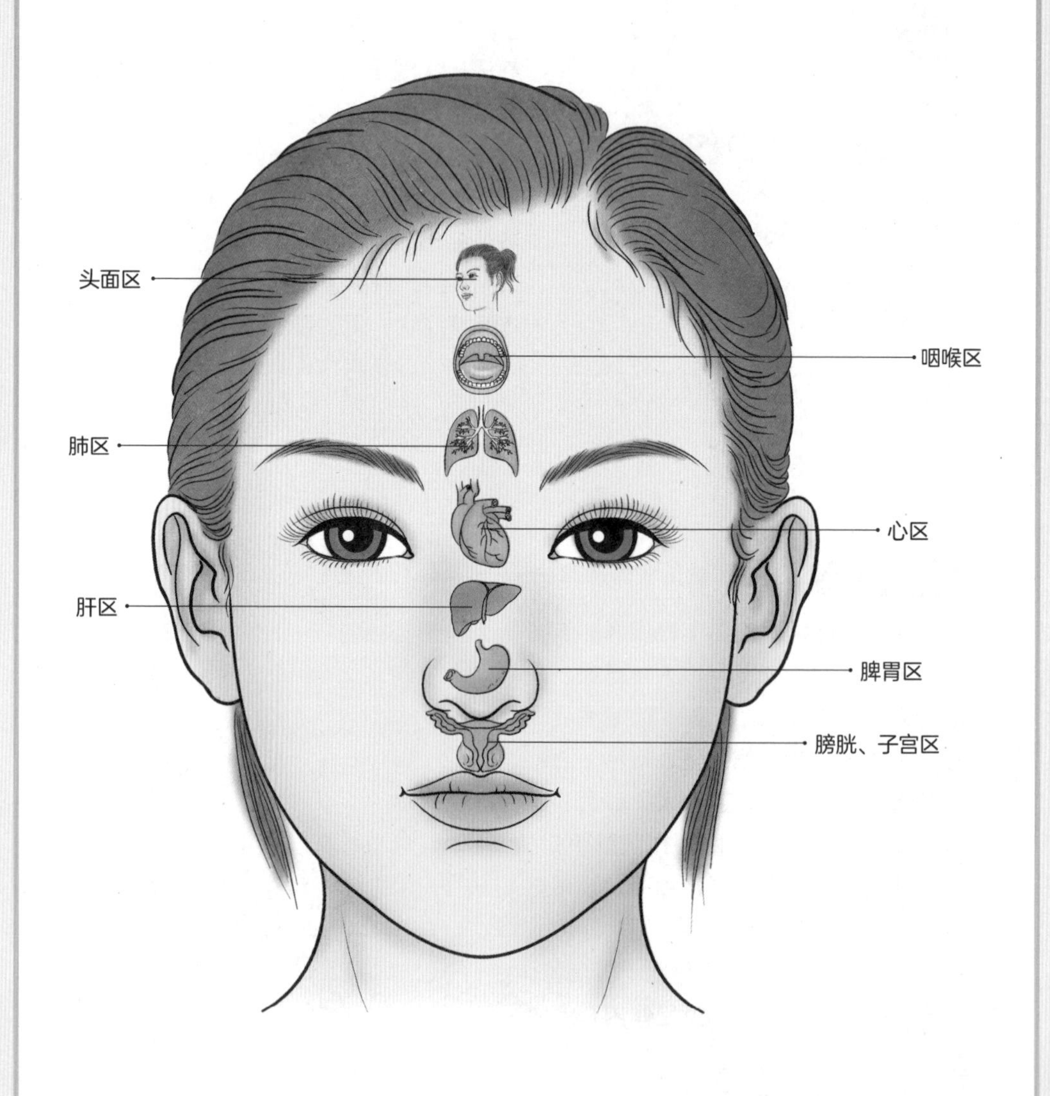

面部的各个部位所代表或反映的不仅仅是这一局部，而是五脏六腑在面部的反射区。我们很自然地能从人的面部形色，推测出他的精神、健康状态以及日常作息是否正常。

1 四种长寿之相，你是哪一种？

“眉毫不如鼻毫，鼻毫不如耳毫，耳毫不如项下绦，项下绦不如夜漕漕”

长寿之相除了看耳朵还有很多，对此，《黄帝内经·灵枢》说：“眉毫不如鼻毫，鼻毫不如耳毫，耳毫不如项下绦，项下绦不如夜漕漕。”

生活中，好多八九十岁的老年人，他们的眉毛特别长。有的人，尤其男性会发现自己的耳朵里长出汗毛。还有的朋友，第二天早上起床照镜子的时候，发现鼻毛长出来了……

很多人误传，说眉毛长长的叫眉毫，鼻毛长长的叫鼻毫，耳毛长长的叫耳毫。其实，这些说法都是错误的。

“毫”是什么呢？就是毫毛的意思，和长长的毛不是一个种类。我们要明白一个道理，一个人不是因为眉毛长才长寿，而是因为他长寿，眉毛才长的。

事实上，我们的眼珠生下来有多大，长大了还是多大，而眼裂（内眦点到为外眦点的直线距离）会一直变大。所以有人小时候看上去眼睛相对比较小，长大变大了，其实是眼裂变大了。不光是眼裂在长，我们的五官都在长，而眉毛也一样，会随着年龄增加不停地生长，变得更黑。

什么是眉毫呢?

是在我们眉毛当中一种白色的、非常纤细的毫毛，而且非常柔软。

眉毫很常见，人为什么会长眉毫?是因为一个人元气满满才会长。

“眉毫不如鼻毫”是什么意思呢?

鼻毫跟眉豪的特性一样，只不过它长在鼻腔当中，也是非常纤细、柔软的一种白色鼻毛，跟其他的鼻毛不一样，也是充满阳气的表现。

鼻毫比眉毫更能体现一个人的阳气充足。

“鼻毫不如耳毫”是什么意思呢?

有的人耳朵里长的毛也是白色的，很纤细、很柔软。但我们大多数见到的耳朵外面长很多毛的，都是外耳道的多毛症，那是种遗传病。

耳毫比鼻毫更能体现一个人的阳气充足。

“耳毫不如项下绦”是什么意思呢?

这个“项下绦”指的是颈部的一些颈纹，像项链一样。这种情况，只有当一个人元气满满的时候才会出现。

项下绦比耳毫更能体现一个人的阳气充足。

“项下绦不如夜漕漕”，是什么意思呢？

生活中，我们发现很多人经常口干，尤其是老年人，很多人到了半夜都有起来喝水的习惯，为什么会出现这种情况？是因为人衰老之后，口腔黏膜的腺体就会越来越少，甚至坏死了。所以中医讲，“人到四十，阴气自半”，意思是不管男人、女人，过了40岁之后，口腔的黏膜就会开始变少，分泌的唾液就少，老人更少。

所以很多老年人来看病，把舌头伸出来，你会发现他的舌苔是干的，没有唾液；也有很多老年人经常便秘，这说明他的肠道黏膜有坏死情况。

但如果一个人保养得非常好，年龄大了之后，半夜嘴里还会出现甘甜的口水，这就叫作“夜漕漕”，这也是一种长寿之相。

老年人口中津液充足是最为长寿的征象。

没有眉毫、鼻毫、耳毫，应该补肾了？

前面讲了四种长寿之人的面相，有人说，我没有这些面相该怎么办呢？

其实，没有眉毫、鼻毫、耳毫、项下绦、夜漕漕，我们也不要灰心，还有很多办法可以帮助我们把肾气充满，进而达到长寿的目的。

第一，很多老年人都有肾虚的情况，一旦肾虚就会有起夜喝水的习惯，有一个方法比喝水还管用。

是什么呢？就是睡觉前泡上一杯枸杞水，喝完再睡觉，晚上一般就不会起来喝水了。

在中医里，我们的肾经从脚心起，终于舌头下两侧的金津穴和玉液穴。如果一个人年纪大了，他的金津穴和玉液穴仍旧分泌液体，证明他的肾特别好。而一些肾虚的人，半夜会觉得口渴，所以晚上睡觉之前喝枸杞水可以补肾。这个方法是名医张锡纯的经验，只要你发现自己有肾虚的症状都是可以用的。

第二个办法，我们可以吞津，就是让舌头在口腔内搅动，促进口腔里的唾液腺分泌唾液，使体内水分上升至口腔，通过唾液腺变为唾液，再慢慢咽下，从而达到健身祛病、延年益寿的目的。

生活中，很多人习惯性地吐唾沫，这对身体是有坏处的，因为我们的唾液中含有大量的消化酶和性激素，吐多了，会导致消化不良和肾虚。

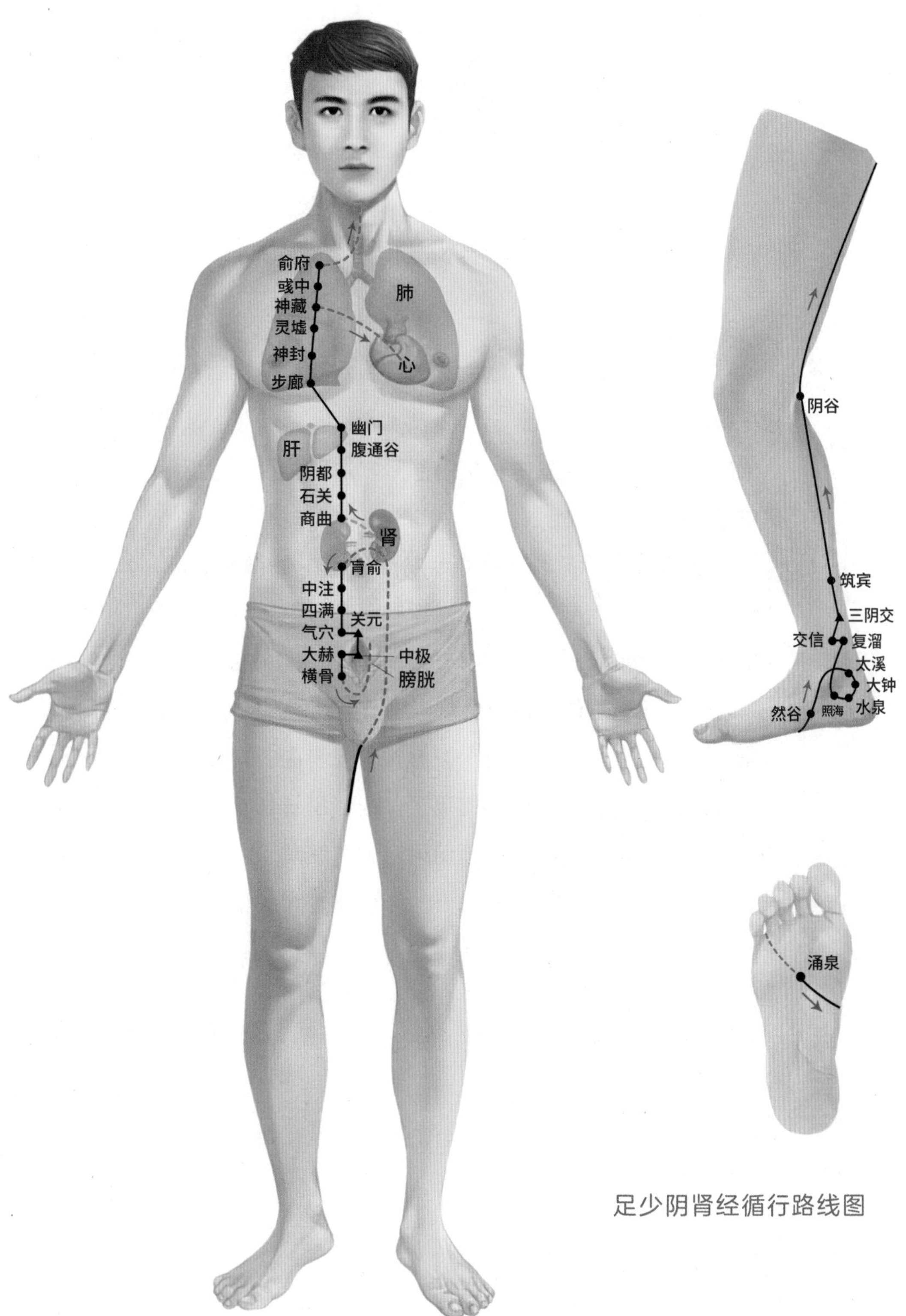
俞府
彧中
神藏
灵墟
神封
步廊
肺
心
肝
幽门
腹通谷
阴都
石关
商曲
肾
肓俞
中注
四满
关元
气穴
大赫
中极
横骨
膀胱
阴谷
筑宾
三阴交
交信
复溜
太溪
大钟
然谷
照海
水泉
涌泉

足少阴肾经循行路线图

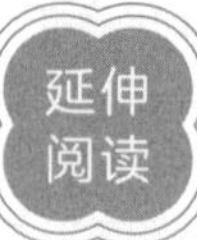

耳毛疯长，是身体里有肿瘤吗？

耳毛疯长，是预示身体内有肿瘤吗？这个说法有科学根据吗？

其实，我们的毛发生长是由性激素决定的，而性激素是由下丘脑垂体来决定的。

一个人衰老后，本来他的毛发应该是生长得很缓慢，或者脱毛了，或者变白了。突然返老还童，第一种可能是他修行的功夫非常好，第二种可能确实是长有肿瘤。

因为下丘脑垂体的肿瘤会刺激下丘脑垂体，分泌很多激素，而这些激素可以促进毛发疯长，或者由白变黑。所以，如果你的毛发慢慢由白变黑了，或者是长长了，身体很好，那自然是健康的表现。如果它突然变黑了，或者疯长的同时，你却觉得身体不适，一定要去医院检查。

2 不同的脸色，反映出身体什么问题？

每个人的脸色是不同的，不同的脸色可以反映出身体很多问题。

在《黄帝内经》中，黄帝问岐伯：天冷了，我们的身体都穿上衣服了，为什么面部不需要穿衣服呢？

岐伯说："十二条经脉，三百六十五络，其血气皆上于面而走空窍。"意思是人体经络的阳气都往上走，行于面部。所以面部上的五官七窍的阳气特别充足，不怕冷。

不同的脸色代表什么呢？

人体所有经络的气血都往上走，分布在面部，面部的皮肤很薄，气血又非常充盈，很容易观察到其中的变化，经络又与我们的五脏六腑紧密相连，五脏六腑的气血有什么变化，都可以反映到面部上来。所以，观察面部气血的变化（看气色）就能知道五脏六腑的气血是否充足，是否不调，有没有什么隐患，这就是面诊的原理。

什么样的脸色才叫健康：红黄隐隐，光明润泽

什么叫正常面色，《黄帝内经》里说“红黄隐隐，光明润泽。”“红黄隐隐”的意思是在黄皮肤下透着一些生机。“隐隐”的意思是不露，如果红黄露了就是恶色了。

“光明润泽”的意思是一个人的面部有生机、有光亮，比方说像红苹果一样，看起来比较有张力。

在中医里，把人的肤色分成主色和客色。主色指的是人一生基本不变的肤色，比如说我是土形人，一生基本是黄皮肤；有的金形人皮肤偏白，一生皮肤都会偏白；一个水形人，他的皮肤一生都偏黑。

但是客色会变。客色指的是在非疾病因素的影响下会变化的肤色。

举个例子，前几年的夏天，我跟我太太去浙江，浙江每天的温度都在40摄氏度左右。在浙江待了几天后，我太太发现一个现象，她说：“老公，我变白了，你也变白了，为什么？”

我俩常年居住的山西长治特别冷，到了八月份气温是28摄氏度，但是浙江的气候很暖和。

当我们来到浙江，温度变了，水土变了，人的代谢水平旺盛了，毛细血管也扩张了，所以我们的皮肤就变白了（因为循环加快，皮肤扩张，毛细血管扩张，显得白里透红）；等我们回到长治没两天，就又黑回去了，为什么呢？因为太冷了，毛细血管收缩了。这不是病态，而是随着温度的变化（非疾病因素的影响）出现的变化。

一般来说，夏天时人皮肤偏红润，冬天时阳气内敛、血管收缩，看不到血液的颜色了，皮肤就变黑了；到了秋天，比夏天温度降低，毛细血管较夏天开始收缩，皮肤由红润开始向暗色调转变，传统中医认为秋天人的肤色较其他季节白；到了春天温度开始回升，皮肤毛细血管开始扩张，皮肤的色泽开始由晦暗转向红润，这中间的颜色，传统中医叫青色，其实，青色就是皮下静脉的颜色。

总之，人体的肤色会根据外界的变化而变化，客色会随四季一直在变。

什么样的脸色不健康呢?

正常的红脸面色——“赤欲如白裹朱，不欲如赭。”

《黄帝内经 · 素问》里说:“赤欲如白裹朱，不欲如赭。”什么意思？健康面部的红色应该就像白绸里裹着朱砂一样，隐现着红润的光泽，不应像赭石那样，赤而带紫。

健康的红脸色就像我们过年写春联用的红纸和朱砂的红色，是正红，是具有生机的，而不健康的红脸色就像赭石一样，虽然红，却红得发紫、发乌，这就是病态了。

正常的白脸面色——“白玉如鹅羽，不欲如盐。”

什么是健康的白脸面色?《黄帝内经 · 素问》里说:“白欲如鹅羽，不欲如盐。”

什么意思？天鹅的羽毛是白色，但是非常亮——白而光洁。不像盐那样，白而晦暗。

正常的青脸面色——“青欲如苍璧之泽，不欲如蓝。”

什么是健康的青脸面色？《黄帝内经 · 素问》里说：“欲如苍璧之泽，不欲如蓝。”是说脸上的青色应该像苍璧一样青而润泽，不应像青靛那样青而沉暗。比如青苔，在水里是欣欣向荣的青色，属于仓壁之泽。而快要枯萎的竹叶，没有生机，就属于“不欲如蓝”，是病色。

正常的黄脸面色——“黄欲如罗裹雄黄，不欲如黄土。”

什么是健康的黄脸面色？《黄帝内经 · 素问》里说：“黄欲如罗裹雄黄，不欲如黄土。”黄色应该像罗布包裹的雄黄，黄中透红，不应该像土那样，青而沉滞。

正常的黑脸面色——“黑欲如重漆色，不欲如地苍。”

什么是健康的黑脸面色？《黄帝内经 · 素问》里说：“黑欲如重漆色，不欲如地苍。”健康的黑色应该像重漆，比如我们中国人用的植物漆上油的珠子或家具就是“重漆”。还有，很多人喜欢盘佛珠、盘核桃，这些物件被盘出来就会发亮，这也是重漆色。“不欲如地苍”是说黑脸的正常面色不能像地苍色那样，黑而枯暗。

一般来说，人一旦身患疾病，发展到危重阶段，脸的颜色会走向两个极端，一个是晦暗枯槁。比如癌症晚期的患者，额鬓是乌黑、晦暗的，这是彻底走向了虚证的表现。还有一种极端是鲜明暴露，这个是实证。这样的患者脸会特别红，皮肤特别黄亮或特别白，往往得的大多是急症，比如，脑出血、心肌梗死。

基本上，如果患者的面色越往两极发展，治疗起来越棘手。

五脏的颜色显露于外，说明此人的寿命不长了

《黄帝内经》里说：“善诊者，察色按脉，先别阴阳。”就是说，擅长诊断的医者，通过望色与摸脉象，首先要辨别出患者体质属阳还是属阴。

中医把万世万物分为阴和阳，面部鲜亮的属阳，面部灰暗的属阴。一些中医分不清阴阳，患者来了之后，他不知道这个人是阳亢还是阳虚，是阴亢还是阴虚……

高明的医生，患者一进门，他就诊断完了。他通过看患者的面色，立刻就分辨出对方是阴还是阳了。

事实上，很多老中医，一上午可以看诊三四百个患者。比如，四川有个老中医，他一上午可以看约 300 位患者。试想一下，如果有一个中医，按照正常望、闻、问、切来诊断开方，一上午 4 个小时，实际上是没有精力给 300 位患者诊断的，但是，这些老中医抓住了疾病的共性，通过看人的面色直接就可以开方了，而脉诊、闻诊、切诊就成了他们看诊的辅助手法了。

总的来说，只要是有光泽的、灵润的肤色，就都是健康的肤色。

生活中，孩子看到一些老人就害怕得哭起来，为什么？因为老人的脸上没有生机之色了，没有欣欣向荣之气，而有衰老、枯萎、死亡之气。

《黄帝内经·素问》里讲："五色精微象见矣，其寿不久也。"意思是说，五脏的颜色显露于外，说明这个人的寿命不长了——五脏精微象就是机体生命接近终结的表现。比如癌症晚期患者，面色晦暗无光，老百姓叫"脱相"，小孩看到就会害怕，会被吓哭，所以，老百姓一看孩子被患者吓哭了，就说此人命不久矣。

什么是五色？包括白、黑、青、红、黄，这是我们正常的五种面色。

一般来说，如果不是高明的医生，可能就看不到这些"精微之象"，可能小孩先天非常敏感，看到某些老人"五色精微"的象一现，就本能地觉得恐怖，就会哭。所以好多老人一看到孩子见到他哭，就觉得自己的寿命不久了。

3 一个人的脸色发红，有什么问题？

满面红光的人，身体到底好不好？

一个人如果脸色发红，或鼻子发红、眼睛发红，则多为热邪。只不过鼻子发红反映的是肺和脾胃有热，眼睛发红反映的是肝胆有热，整个面部发红则说明这个人全身都热。

也有的人面部颧骨这个地方，有一些毛细血管显露出来。

在中医的面诊上，两个颧骨对应的是小肠，而小肠又和心相表里。

这种人在平时要控制血压，注意清淡饮食，可以拿竹叶或是菊花泡水喝来调理，平时要注意保持大便通畅。同时，要保持心态平和，有意地控制自己的情绪，不要太着急。

脸色发红，一般分为实证和虚证两种

有些人从小体质特别好，满面红光，很少感冒、发烧，但是过了40岁以后，他的心脑血管疾病就出来了。这种人偏火形，属于实证。

对于脸色发红的实证朋友，要注意补充肾阴、肾水，用水来治火，平常可以多咽唾沫，或吃一些六味地黄丸来养肾。一旦出现高血压、冠心病，要积极地用药物介入治疗。

还有些人平时脸不红，但在某些阶段会红，比如说更年期的女性，会出现双颧潮红——突然有一阵觉得自己身上烘热，脸也红了。这种属于虚证。更年期的面色潮红中医叫阴虚火旺，代表方剂是知柏

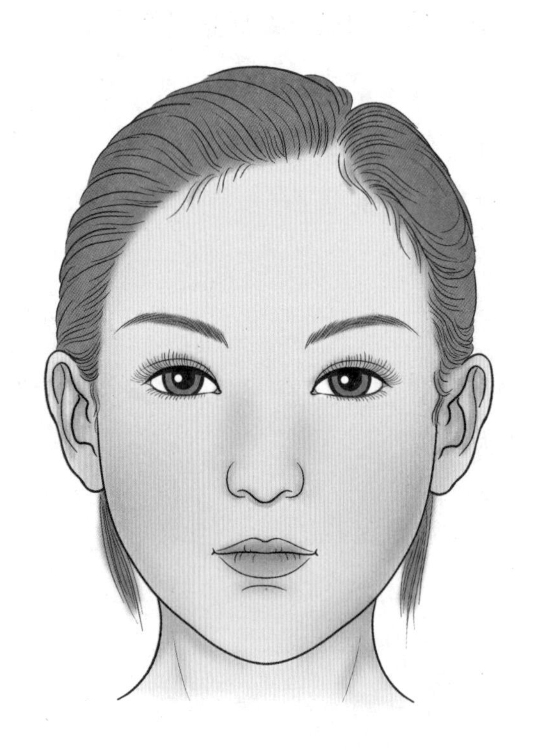

脸色发红的人，
体内有热

地黄丸，平时可以多喝豆浆，用豆子中的大豆异黄酮来缓解更年期症状。

对于男性来说，还有一种脸红叫回光返照。这种情况通常是人得了晚期癌症等比较危重疾病后的反应，就像一些快走到生命终点的人，本来奄奄一息于床上，水米不进，突然有一天想吃东西了，气色红润，也能坐起来跟家人清醒地聊天，别人会觉得他是不是病快好了。其实，这种情况很可能是将要死亡的脱阳症，中医叫作戴阳证，表现是面红如妆，红艳艳的，就像新娘子刚化了妆一样。

我们如何判断一个久病之人面色发红是病将好了，还是更严重了呢？

张仲景在《伤寒论》里说：有一个办法，就是给他一小碗面条，如果他吃了之后很舒服，就是病要好了，会继续保持这种健康的状态；如果是回光返照，可能吃完面条后这个人就不在了。

张仲景的意思就是给他一些好消化的食物来试探一下，小米粥也是可以的。如果是正常消化了，就说明病情好转；如果消化不了，生命就会走向终结。

一个人的脸色发白，有什么问题？

如果一个人脸色特别白，手摸上去比较凉，中医认为，这是体内寒邪伤人的表现，按照西医的理论，如果一个人体内寒气重，阳气不足，他的血管会收缩，收缩就看不到血管的颜色，脸色自然就变白了。

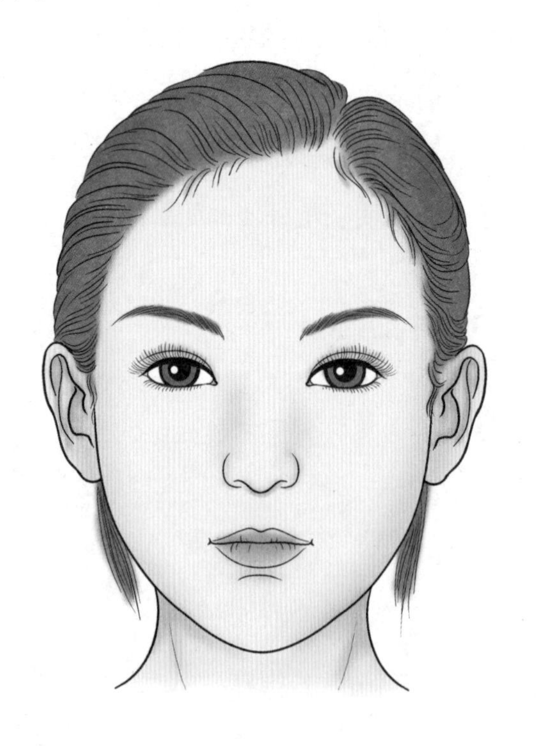

脸色发白，一般
体内寒气较重

同时，一个人贫血，血管中红细胞的含量就低，我们看到他的皮肤色泽就会偏白。所以，病理状态下的皮肤白要么是血虚，要么是寒气较重。

面色发白的人，在平时要适当运动

体内有寒邪，我们要用振奋阳气的方法来对治。

最好的办法是“动则生阳”，也就是多运动。现在很多年轻人的阳气都不足，因为坐的时间太长，运动的时间太少。

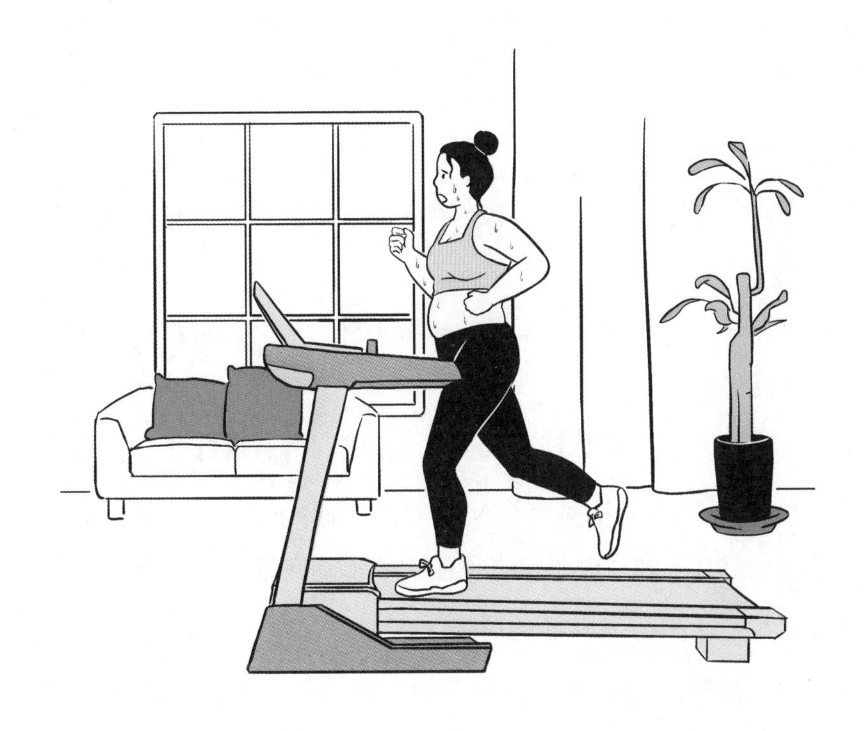

体内寒气重的人适当运动，能够振奋体内阳气

我记得去年十月份左右，家里安了两台空调，那时候我家里人已经穿上薄毛衣了（因为老家处于高寒地区），但是我发现两个安装空调的工人穿着短袖。当工人师傅把空调安装好，我把温度调到了24度，觉得很舒服，但工人师傅一边说“热死我了”，一边赶快向房门外出去了。

师傅们都是常年干着活，常年“动”着的人，“动则生阳”，他们身上的阳气很足，所以怕热。而我们整天坐着，活动很少，“静则生阴”，所以阳气就不足，自然就怕冷了。

现在很多阳气不足的人，除了手脚冰凉、面色发白，还容易得抑郁症。我在临床上见了很多患抑郁症、自闭症的人，都是不爱运动的。

我学医了之后才知道，运动真的会使人快乐，当我们去打篮球或爬山出了一身臭汗之后，会感觉很高兴——阳气一振奋，就会使人兴奋。

很多患了抑郁症的人，怎么治也治不好，然后去爬山、运动，一出汗精神就好起来了。

在《黄帝内经》里，汗毛孔叫“鬼门”。当毛孔打开后，中医叫作开“鬼门”，实际上是把一个人的心门也打开了。

比如，山西的老中医李可老先生，用四逆汤治疗抑郁症，服用到什么时候？开始出一身臭汗的时候，抑郁症就好了。现代医学认为，毛孔是由交感神经控制的，当交感神经的活性足够高时，人会很开心，毛孔也就开了。

脸色发白的人容易得什么病

有一些女性在生理期崩漏或是大失血时，脸色是煞白的，没有光亮，这就是病态的白。

中医认为，白色主虚证、寒证、失血。

身体有虚证时，脸色是淡白的，会经常觉得乏力，出现月经少或月经太多的现象；去医院检查血色素比较低，会发现自己贫血。还有的人失血或贫血后，身体会伴随着水肿，脸上轮廓看不清楚，肉都是浮肿的，这种情况一般是阳虚导致的。

说到水肿，分为几种情况：

轻的就是细胞外组织水肿，比如说腿水肿，会一按一个坑。我记得小时候我奶奶就是这样。等长大学了医才知道，这是鸡蛋白性水肿。因为小时候家里吃不上鸡蛋，也没有牛奶喝，蛋白质太低了导致这样。

现在这种情况已经很少见了，水肿多见于泌尿系统感染、肺功能异常、肾功能异常、心功能异常，比如，肺水肿、心源性肺水肿，这些都属于比较危重的病了，一定要到医院找专业医生治疗。

如果脸色发白的人面部出现水肿，说明心阳不足，心阳又根于肾阳，所以这是全身的阳虚，不只是哪一个脏器的问题。

最严重的是面色苍白，这种人多是因为一些重症、危症，导致了大失血，连着阳气也丢失很多。比如说常见的一些崩漏的人，她的下体一直在流血，如果不及时去医院治疗，不光会失血，阳气也会随着血脱了。

前一段时间有一个患者来找我看病，这个人就是单纯的水肿，小腿一按一个坑。

当时，我对他说：“你去检查一下。”

他说：“我不用查了，你给我开点中药，辨证治治就行了。”

我说：“我们中医看病是以辨病为主，辨证为先，你一定要先辨病。”

结果他去一查，是肿瘤，后来他转到别的地方治疗，一个月之后就去世了。

如果你身体出现了水肿，一定不要掉以轻心，这可能是功能性的，也有可能是器质性的，一定要明确诊断再治疗。

5 一个人的脸色发青，有什么问题？

面色发青、发紫，是气滞血瘀

前面讲过，人体的十二条经脉、三百六十五络都流走于面部，面部皮肤下面覆盖着丰富的血管网，如果你看到一个人的面部发青、发紫，其实就是他的血液处在凝固状态，中医叫作气滞血瘀。

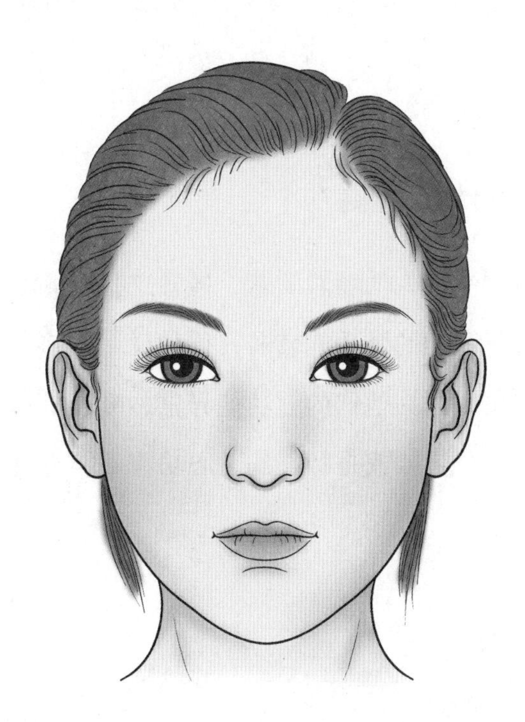

脸色发青，是因为
血液处于凝固状态

《黄帝内经·素问》里说：“夫精明五色者，气之华也”，意思是说面部的五色是精气的外在表现。书里还说：“青欲如苍璧之泽，不欲如蓝。”

生活中，有很多年轻的、健康的女性，她们的面部皮肤可以用青而明润如碧玉来形容，不是像蓝色那样青而带暗沉色。

当然，也有很多人的额角、眼周、鼻梁、口周能看到青筋暴露，这就是一种病态了。

中医认为，肝主筋，青色主肝、主寒。也就是说，只要一个人脸上出现了青色——眼周发青、鼻梁发青、口周发青，能看到血管暴露，一般他身上都有疼的地方——身上有痛证、寒证，甚至是瘀血。轻的是肝郁患者，比较善结善怒，会出现心绞痛、偏头疼、四肢冰凉、痛经、胃疼、颈椎疼、腰疼、膝关节疼等症状；重的是乙肝患者，甚至会得肝硬化、肝癌。

嘴唇发紫、脸色青紫，有什么问题？

在生活中，我们也可以看到一些人的嘴唇发紫，通常这是缺氧的表现。缺氧有两种情况，一种是我们的肺功能较弱，比如说一些肺气肿、慢阻肺的人，就会口唇发紫，因为他们的肺功能异常，吸氧量不够；还有一种是心功能较弱，有二尖瓣或是肺心病，心功能不能有效射血，导致血液处于凝固状态。

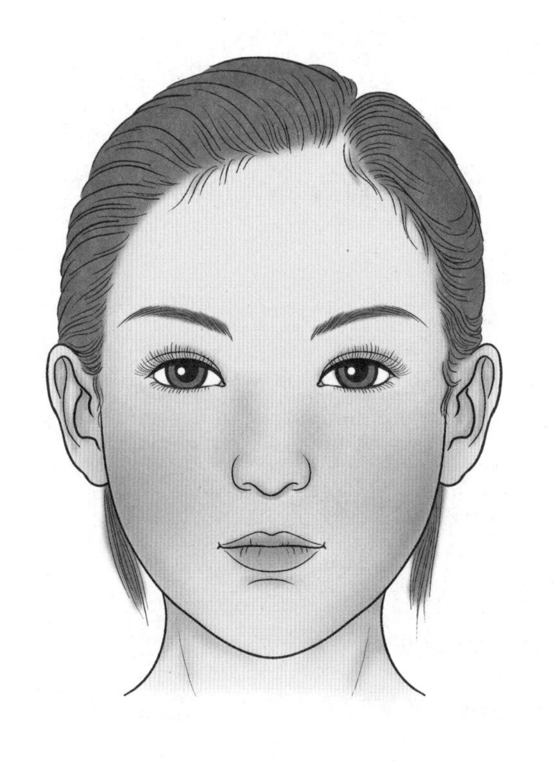

脸色青紫，多半是因为缺氧

如果小孩面部呈现青紫色，多见于小儿惊风。俗话说："青筋过鼻梁，无事哭三场。"很多孩子如果口周、鼻周、眼周能看到血管，不是容易感冒、发烧，就是容易肚子疼或惊风。此时，可以用针灸针刺孩子的食指尖、人中穴，然后用退热的方法来治本。

这些方法都很安全、便捷，所以才一代代传承至今，成为民间常用的急救方法。

6 一个人的脸色发黄，有什么问题？

脸色发黄、五官轮廓看上去不够清晰，多是体内有湿热

如果一个人的脸色发黄，脸有点肿，五官轮廓看上去不够清晰，中医认为这种人多是体内有湿热（只有湿或只有热，或湿热并存）的表现。遇到这种情况应该怎么调理呢？

很多人会喝薏米粥、红豆水来祛除湿热，喝一段时间你会发现这个湿还是化不了。

临床上，我一开始祛湿的办法跟大多数人差不多——只用利湿的药，但是效果不好。直到有一天我读到了李东垣的《兰室秘藏》和《脾胃论》，学习了李东垣化湿的方法——用羌活、防风、独活、升麻、藁本，这些风药能把阳气调动起来——风能胜湿。

运动也能祛湿，其实，运动就相当于中医的风药，可以升阳。但如果一个人运动得太过，就会泻阳。因为我们的毛孔是由交感神经控制的，当我们一运动，交感神经兴奋就会出汗，但是出汗太多时，交

感神经会疲劳，这在中医里被称为泻阳。

运动出汗的标准是什么呢？

在《伤寒论》里，张仲景给了我们一个标准——“遍身漐漐，微似有汗者益佳。”也就是说，当我们运动时微微出汗是最好的，如果你运动得大汗淋漓时，则会泻阳、失阴。所以，我们要根据自己的身体情况合理掌握运动量。

还有，运动一定要掌握好时间，最好在早上，《黄帝内经·四气调神大论》里说，运动要“必带日光”，太阳出来你运动，太阳落山你休息。

用现代医学来解释，早上的时候，我们的肾上腺素（阳气）开始分泌，你如果能踏对节律，一天会非常有精神。到了下午，肾上腺素分泌越来越少，就需要休息了。如果这时候你不休息，再去运动，那肾上腺就在加班工作。每一个腺体分泌的量跟它的寿命是一定的，分泌得越多，衰退得越多。

《黄帝内经》告诉我们，太阳落山之后要“无扰筋骨，无见雾露”，太阳落山之后，雾和露水都出来了，这时候就不要再扰动筋骨和阳气了。

西医也告诉我们，当太阳落山之后，我们的肾上腺素已经很低了，就不要再运动了。包括运动员没有晚上去健身的，因为晚上练出来的肌肉没有爆发力，很容易肌肉疲劳或在运动中损伤。

面色萎黄，脾胃往往有问题

“红黄隐隐”是健康的黄色。

中医认为，如果一个人面黄，说明他脾虚，容易得与脾胃相关的疾病，如消化不良、便溏腹泻等。

我们中国人是黄种人，皮肤偏黄，面黄的人十分常见。那什么是健康的黄脸色呢？

我们可以去看一看青春期孩子的脸色，生机勃勃，那就是我们中国人健康、正常的黄色，不健康的黄是萎黄。

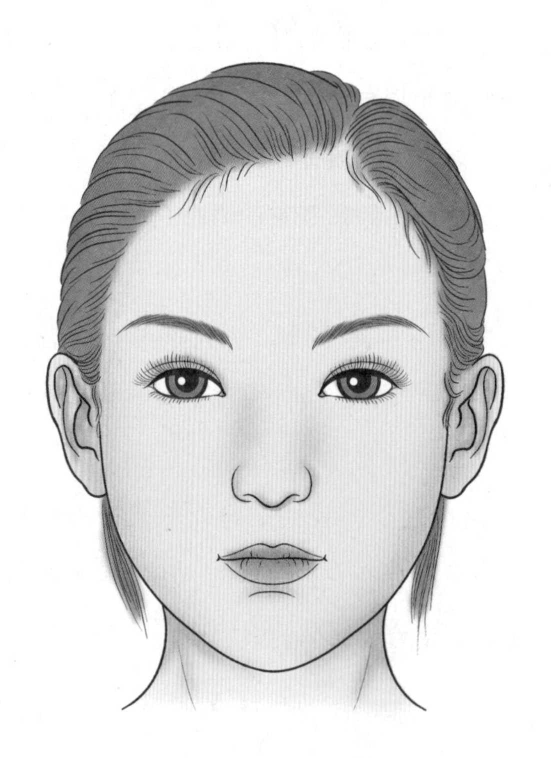

面色萎黄的人
多半脾虚

这种黄色没有生机，说明脾胃气血不足，多见于月经过多的失血，或是气血功能不足导致的便溏、腹泻等问题。

面色萎黄的人要注意什么呢？

定点吃饭，不能饿了就吃零食，这是损伤脾胃的；其次要有节制，不能撑着，最好少吃多餐，因为脾胃最怕撑着。如果自己用药物调理的话，可以吃中成药补中益气丸。

这是一个名方，很多老中医看一辈子病，就开一张方子，补中益气丸。

其实，脾胃一虚百病生，百病皆可从脾治。

所以，名医李东垣讲，人最重要的脏腑不是肾，肾是先天父母给的，肾虚可能一辈子都很难补回来，但是脾胃是可以调好的，后天是最重要的。

脸色苍黄，通常肝郁脾虚

脸色苍黄，指黄色中透着血管的青色。这种人通常肝郁脾虚，多见于女性和小孩。比如很多小孩不吃饭，一看他的脸偏黄，而且还有青筋，这代表孩子不光脾胃虚弱，还胆小（受过惊吓）。

对于这种孩子，我们可以多帮他做按摩，可以采用捏脊法或推脾经等。

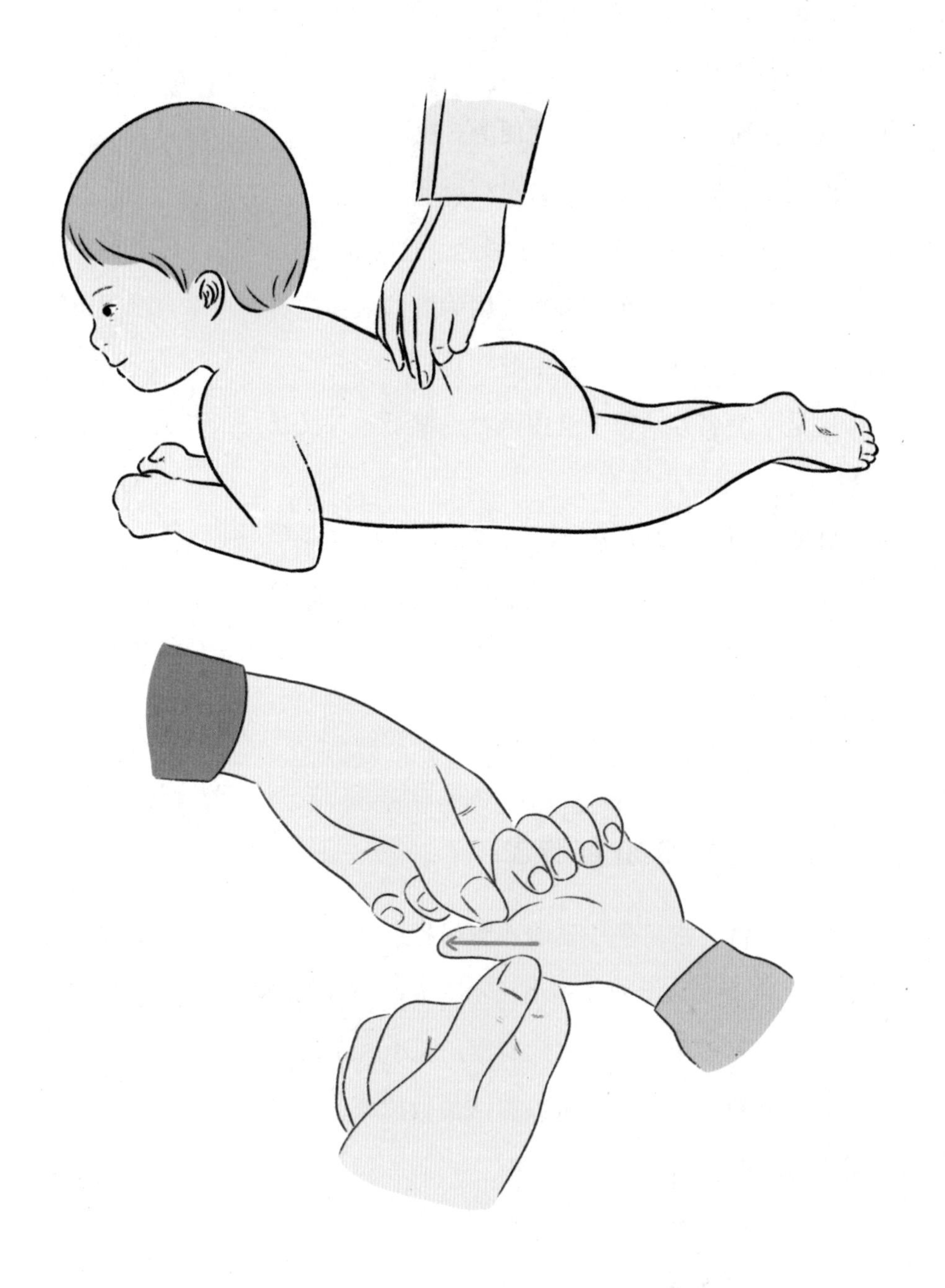

经常给小孩捏脊、推脾经，可缓解肝郁脾虚

一个人脾胃好不好，看舌头和五官轮廓可以看出来

除了一眼就认出来皮肤萎黄是脾虚的表现之外，还可以看舌头的外形，有湿的舌象常见于舌苔厚腻或者舌体胖大，舌苔水滑。还有就是看这个人的五官轮廓是否清楚。

比如，西方人的鼻梁非常坚挺，眼睛、嘴巴、脸形都有棱角，轮廓很清晰。但如果一个人脾虚有湿，轮廓就会不清楚，模糊得找不到界线。

比如说一个人没睡醒，眼睛肿着就醒来了，代表脾虚生湿。

“黄脸婆”是什么原因?

在生活中，我们常听人称一些女性为黄脸婆。其实，黄脸婆是女性衰老的一种表现。女性在 35 岁之前卵巢的功能非常强大，会分泌很多性激素，这些性激素会让她的肌肤白里透红，所以女性二十多岁前不用化妆品也很美。但

女性一过 35 岁，卵巢功能开始下降，性激素开始减退，脂肪和肌肉失去了性激素的润养，皮肤就会开始松弛、变黄。

病态的黄也分阴阳吗?

病态的黄也是分阴阳的，最容易分的就是黄疸的黄。

因为得了黄疸的人不光是皮肤黄，连眼睛都是黄的。所以，很多人生病了没有体征，也不难受，发现他有肝病的原因就是看到他的眼珠子都黄了，这时候去医院一查就有肝病。

中医把黄疸分为阳黄和阴黄，阳黄很鲜亮，阴黄很晦暗。很多小孩生下来之后出现的黄疸，一般是阳黄。

无论是阳黄或阴黄，治疗时都要保持大便通畅，因为胆红素的排泄通过大肠，通常医生会开茵栀黄颗粒给患者。这个药里有大黄，口服伤脾胃，可以肠道给药。

在这里，我给大家分享一个我学生的小验方:

拿 0.5 千克的茵陈熬水后倒入奶瓶，给孩子喝汤，一瓶或半瓶就可以。剩下的水，倒在浴盆里给孩子泡澡，茵陈是消炎利胆退黄的药，可以快速消除新生儿的黄疸。

出现阴黄的时候要怎么办呢?

如果出现阴黄，就属于得了比较重的病了。古人治阴黄有一个绝招，用瓜蒂，就是甜瓜的把，捣成末、研成粉之后塞到鼻腔，胆红素会通过鼻黏膜渗出。还有一个办法就是把斑蝥（一种昆虫）打成细末，贴到臂臑穴或是曲池穴上，发一个泡，也能让黄疸消退。总之，建议大家请专业中医大夫诊断治疗。

7 一个人的脸色发黑，有什么问题？

一个人脸黑，可能会出现肾病、痛证（瘀血）、寒证等病

如果一个人脸黑，可能会出现很多病，比如，肾病、痛证（瘀血）、寒证等。

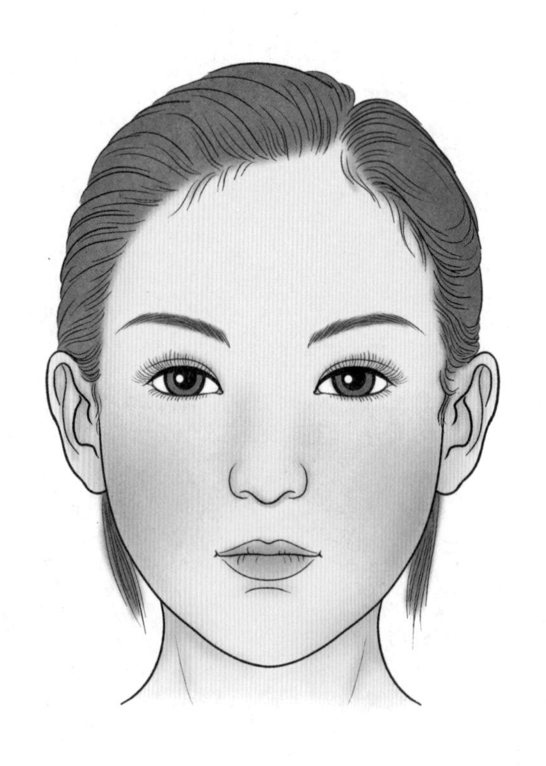

怎么判断自己是不是肾虚呢？

如果我们的面部或乳房、生殖器、腋下、股骨沟发黑，就说明肾虚；

另外，如果我们的皮肤发黑，脸看起来就像没洗一样发乌，或出现黄褐斑、耳朵焦黑，也说明肾虚。

肾虚和寒证、痛证（瘀血）表现出的脸色发黑不一样

实际上，得了寒证、痛证（瘀血）等疾病的脸色发黑和肾虚的脸色发黑是不一样的。

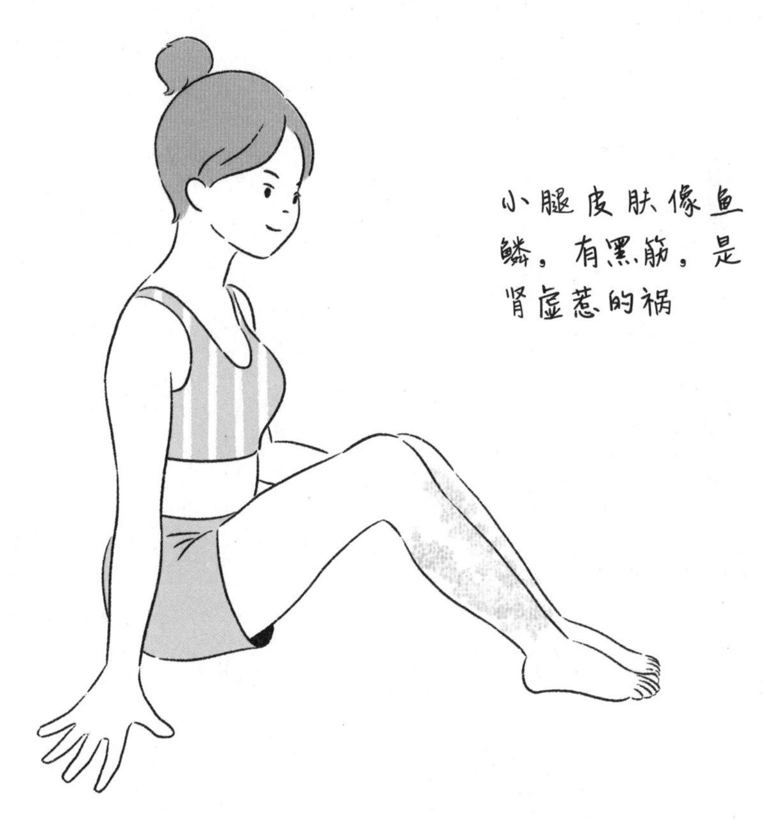

肾虚的人往往血液循环不好，血液运行很慢，出现了瘀血，就会呈现暗色，通过皮肤看到的是黧黑，这种人小腿上的皮肤就像鱼鳞一样，中医叫作肌肤甲错（又称“肌若鱼鳞”）。有痛证的人血液运行得特别慢，暴露出的青筋看起来是黑筋。

最常见的是手上的大鱼际或指尖关节能看到一些血管，如果这些血管发黑了，就是体内有瘀血导致的黑，属于痛证。

还有一种黑多见于眼圈，尤其是下眼睑的黑眼圈。这种眼眶周围的发黑多见于肾虚水饮和寒湿带下。如果是女性，她的白带特别多，这是妇科病的反映。

如果想调理黑眼圈可以采用眼周轻度刮痧或者用滚针和核桃灸法来调理，如果是带下可以用花椒面贴肚脐。

和对方握个手就能分辨出他是肾阳虚还是肾阴虚

说到肾虚，很多人搞不清楚自己是肾阳虚还是肾阴虚，其实非常好分辨。

一般来说，肾阴虚多见于更年期的女性，会出现潮热、盗汗、五心烦热、口干舌燥的症状。

而生活中，大部分人的肾虚都是肾阳虚，临床常见腰膝酸软冷痛，或男性阳痿、早泄，妇女宫寒不孕，性欲减退，或大便久泄不止，大便中有未消化食物，黎明前腹痛腹泻，面色淡白或晦暗，怕冷，肢体不温，精神萎靡，小便清长或夜尿多等症状。

这里，我告诉大家一个区分肾阴虚和肾阳虚的绝活：

和对方握个手，如果这个人的手温度低就是肾阳虚，如果他的手温度高、发热就是肾阴虚。

但是还有一种情况，因为很多人肾阳虚后，也会损伤自己的阴气；肾阴虚后，也会损伤自己的阳气，所以有的人的肾虚是肾阴、肾阳俱虚，我们叫作肾气虚。肾气虚的人，会出现怕冷、少气懒言的症状，此时可以吃肾气丸调理，起到阴阳并调的功效。

第八章

看不见这些健康隐患，身体就可能出大问题

有一些内在的病症会通过身体向外表现出来，但可能我们没有发现：如女性长胡须会不容易怀孕、容易闭经、肥胖；印堂凹陷，会肺气不足；牙不好，说明肾和脾胃有问题……

1 女性长胡须有什么问题?

为什么有些女性会长胡须?

在生活中，很多人都有一个困惑，胡须到底是不是男性专有的，女性是不是没有胡须?

其实，大多数女性是没有胡须的，但如果身体处于病态时，就会有胡须。

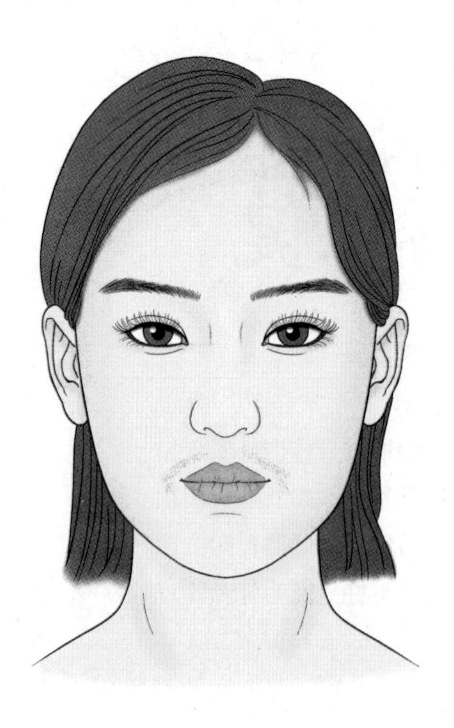

女性开始长胡须，可能是你的身体出问题了

中医认为，口唇是冲脉和任脉循行的位置。冲脉相当于男性的雄性激素、女性的孕激素；任脉相当于女性的雌激素。

冲脉和任脉环绕口唇时，男性受雄性激素的影响会长胡子，女性受雌激素和孕激素的影响则不长胡须，这是正常现象，但现实中我们发现一些女性口唇周围会长胡须。

女性长胡须表示身体有哪些隐患？

如果一个女性长胡须，会不容易怀孕，容易闭经、肥胖，患糖尿病、子宫内膜癌等症。

对于这样的女性，在生活中应尽量少吃壮阳的食物，比如，羊肉、鸡肉、枸杞。而木瓜、豆浆，可以多食用一些，平时也可以用玫瑰花代茶饮（平时要规律作息忌熬夜，药物可以用滋补肾阴的药物，比如二至丸与青蛾丸）。

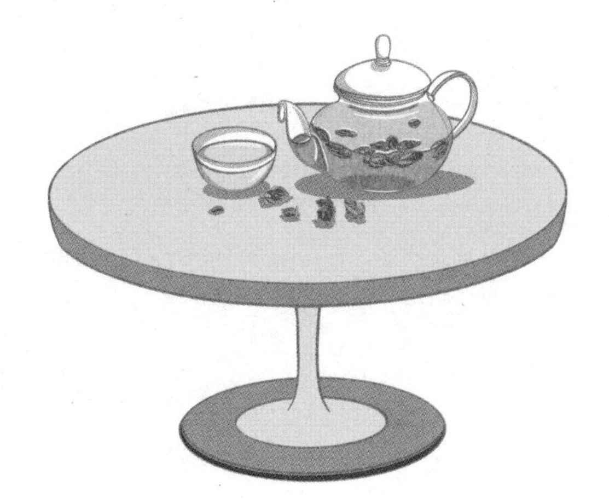

女性多喝玫瑰花代茶饮，滋补肾阴

男性不长胡须预兆身体有哪些问题?

在古代有一种特殊的职业叫太监，也称为宦官。《黄帝内经·灵枢》中说:“宦者去其宗筋，伤其冲脉，血泻不复，皮肤内结，唇口内荣故须不生。”意思是说，宦官被割掉生殖器(宗筋)之后，冲脉受伤了，其实就是没有雄性激素了，所以就没有喉结，也不长胡须了。

现在泰国的人妖也是这样，他们虽然没有把生殖器切掉，但是都服用了大量的雌性激素来抑制雄性激素，所以效果是差不多的。

还有一种人叫作天宦。这种人天生就是“太监”，雄性激素水平低，也就是我们说的先天性阳痿。他们的外表看着像是一个男的，其实第二性征不明显，也不长胡须。所以，一个男人到了青春期发育时如果不长胡须、没有喉结，那么他就是低雄激素患者，容易得阳痿等性功能障碍疾病。

平时要规律作息，忌熬夜，药物可以用滋补肾阳的，比如五子衍宗丸与右归丸。

2 如何通过看眉形来判断一个人的健康？

不同的眉形代表人的什么性格和健康状态？

生活中，我们看到有的人眉毛（眉尾）是往下垂的，你会感觉这种人身上的气比较柔和，平常几乎不发脾气。

在中国传统审美观里，美女的眉毛是柳叶弯眉。

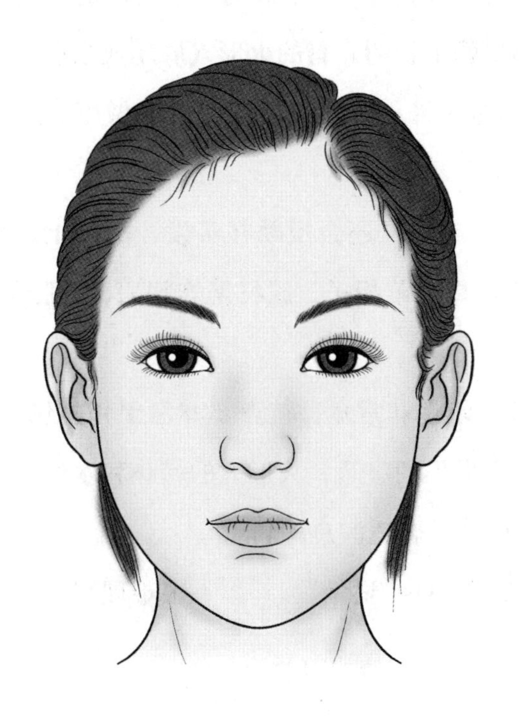

柳叶弯眉是传统的
美女眉形

大家可以去看一下身边的女性，很多贤妻良母，基本上都是柳叶弯眉。

如果一个女性的眉毛是外八字的形状，她的性格相对于柳叶眉的女性来说，会显得刻薄一些。

以上属于望诊的第一阶段，望形。

通过观察一个人的眉宇之间，可以看到他的气势、气场，这是望诊的第二阶段，望气。

通常，一个人的志向非常高远，他的眉毛会很宽；一个人爱斤斤计较，他的眉毛会越长越细，越长越靠近。我们看那些有成就的人，对社会、对人类做出卓越贡献的人，基本上眉宇都很宽。

一般来说，**木形人的眉毛比较浓厚，这类人的眉宇之间会有一股生生之气。**比如周总理的眉毛，可以看出他的志向与心胸特别广大。

火形人的眉毛基本上都是朝上长的，有的火形人眉尾还会有一个旋。基本上像张飞、李逵都是火形人，脾气暴躁，说话做事直来直去、横冲直撞。

火形人的气不光反映在眉毛上，还会反映在头发、胡须上。比如，旧时一些教书先生的胡须是山羊胡子，武将是炸腮胡、络腮胡，这就是气在脸面上的反映。

土形人的眉毛非常平直，印堂非常宽，特点是非常平和、包容。土形人不像木形人的激进，金形人的肃杀，火形人的暴躁和水形人的懒散。土形人是最中和的，中就是合适的意思。

中国人说炒菜放多少盐，“少许、适量”，外国人很难理解这到底

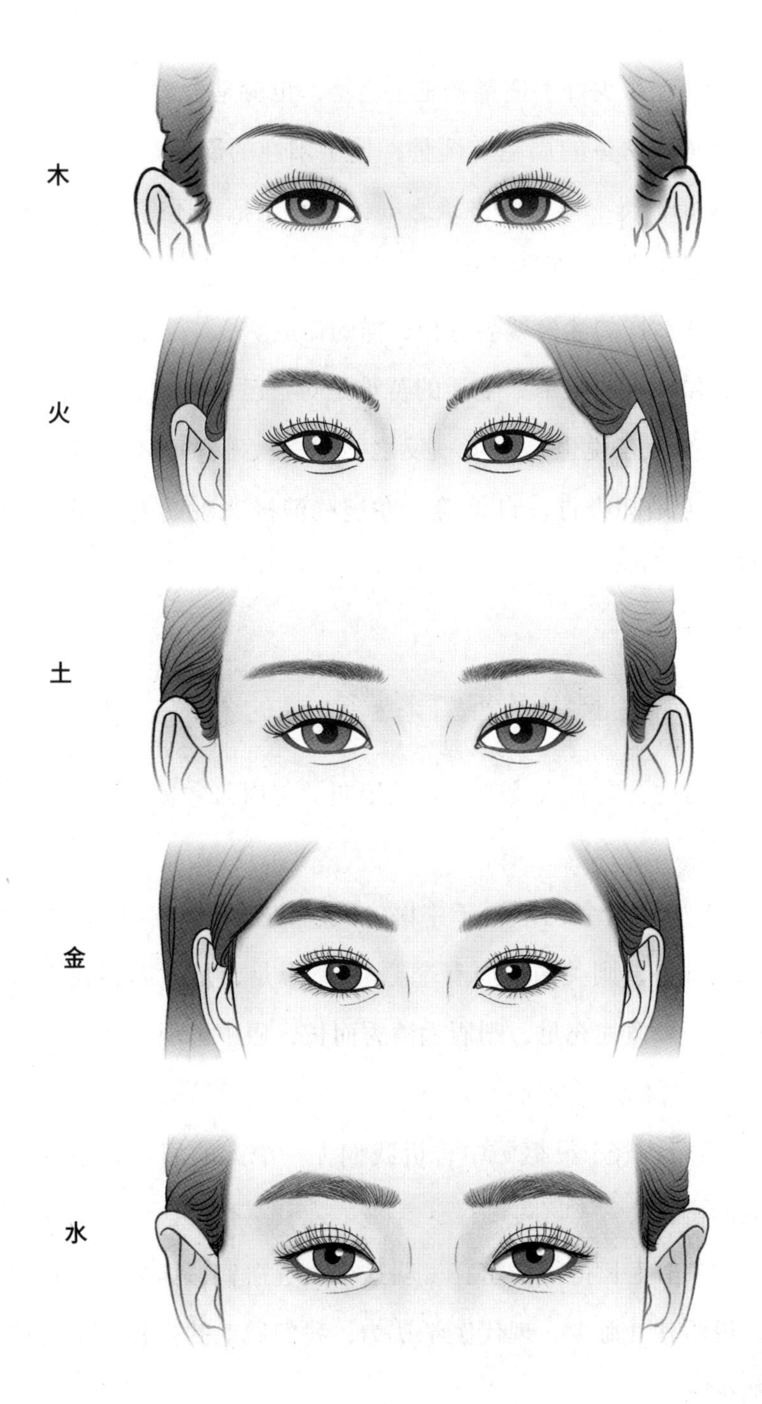

五行人眉毛各有特点

是多少。这个少许、适量就是土之德，也就是合适。

金形人常见的眉毛有两种，偏于阳性的眉毛是行剑眉，有棱角，这种人像金属一样具有肃杀之气，铁面无私。还有一种阴性的眉毛，看来像是不开心，眉梢低沉。

有什么样的性格就会有什么样的命运。

在乐观人的眼中，生活的苦难是对自己的磨砺，所以逆境对于积极向上的人来说也是顺境；反之，很多人不愁吃不愁穿，什么资源都有，可是却吸毒、自杀等，在这些消极悲观的人眼里，顺境也是逆境。

女性的眉毛长得是否好看，和她的气血盛衰有关

生活中，常有人称呼年轻姑娘叫“美眉”，“美眉”的真正意思是什么呢?

“美眉”这个词来源于中医。《黄帝内经 · 灵枢》中说：“足太阳上，血气盛，则美眉，眉有毫毛。”意思是，足太阳经在人体上部的经脉，如果血气充足，则眉毛清秀而长，眉中出现长毛。

什么样的眉毛才是漂亮的?

《黄帝内经 · 灵枢》中告诉我们，一个人的眉毛好不好，在于他气血的盛衰。

如果眉毛长得很浓密，说明这个人气血盛；如果眉毛长得非常稀疏，说明其气血少。现代医学认为，我们眉毛的生长是受身体雄性激素的影响。

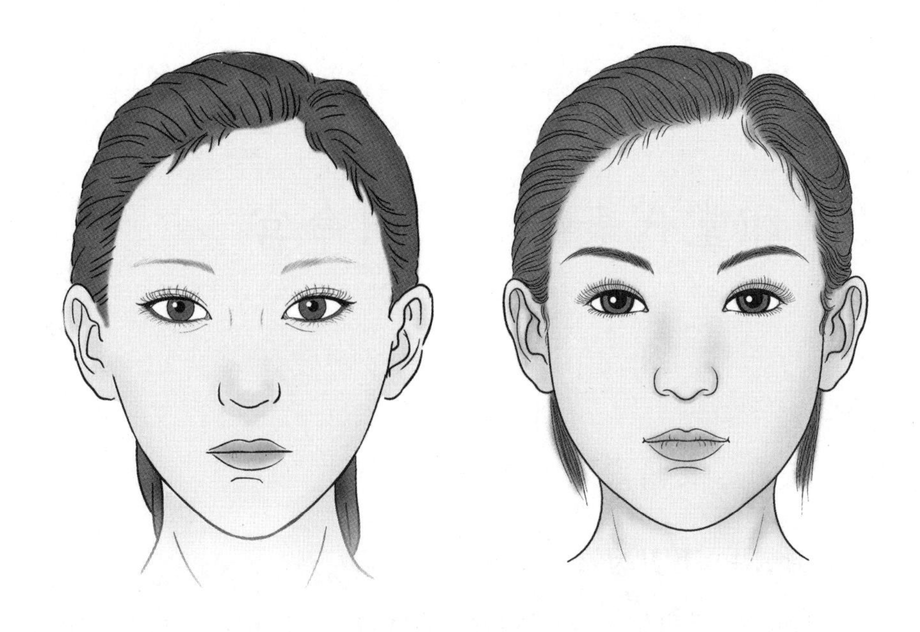

眉毛稀疏的人，气少；眉毛浓密的人，气盛

男性以雄性激素为主，所以他的胡须、眉毛要浓密，如果一个男性的眉毛少，说明他从小体质偏弱，得了病也不太容易痊愈。

反之，一个女性的眉毛稀疏一点是正常现象，但如果她的眉毛长得非常浓密，则可能有妇科病。

如果眉毛突然脱落，可能是这个人的脑垂体出现了病变，那么一定要去医院查一下，是不是脑垂体上有肿瘤或者有其他的内分泌疾病。

总的来说，如果我们看到一个男性的眉毛非常稀疏，那么他从小的体质就偏弱，得了病也好得慢；而一个女性如果眉毛特别浓密，说明她的体质壮实，而且很少生病，但容易患多囊卵巢综合征。

3 印堂代表肺，又叫命宫

印堂发亮、发暗说明什么？

印堂，中医称其为阙。

《黄帝内经·灵枢》说："阙者，眉间也。""阙中者，肺也。"阙是一个比较大的范围，阙中是两眉之间的较小的区域，是肺的反射区，对应肺。

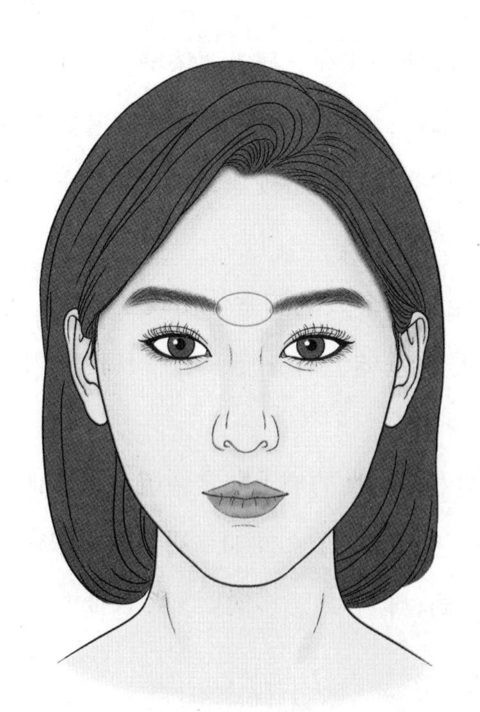

印堂能反映肺的问题

在医学上，眉间（阙中）的状态反映了肺功能的好坏。

一般来说，一个人生下来父母和老天给你的气越足，印堂就越亮、越大、越饱满；如果气越虚，印堂越小，额头就越塌陷。

所以，当你看到一个人的印堂凹陷，你就知道他的肺气不足，容易感冒，小时候特别容易生病；如果印堂发红，就是有肺热；如果印堂发暗，没有光彩、润泽之相，这是肺阴虚。

印堂这个地方反映了很多道家的秘密，属于道家秘中秘。

印堂很宽、印堂凹陷说明什么？

前面讲了，印堂对应肺脏，肺的好坏能从印堂反映出来。比如说印堂很宽、凸起的人，他肯定肺气足；如果印堂是凹陷的，他肯定肺气不足，而且是先天不足。

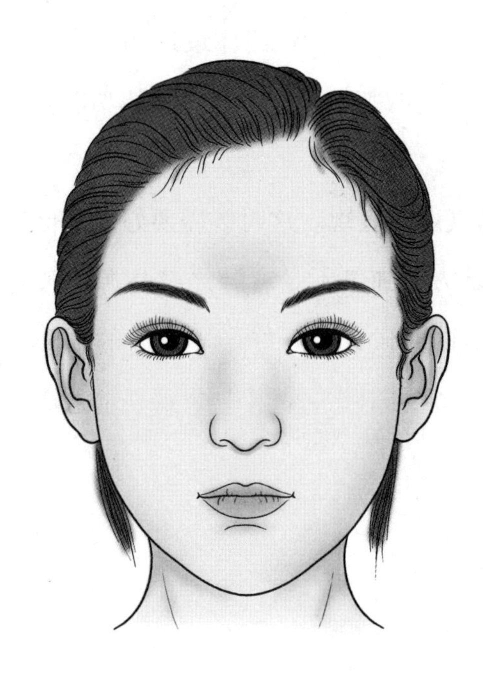

印堂宽、凹陷的人可能肺气不足

有些人修行功夫很深，印堂也会凸起。

印堂发红、发黑、发黄说明什么？

如果见到一个人眉心发红，这是有病之相，说明肺有热了。

肺有热的人不但容易咳嗽，严重者还会出现肺病，有发生肺癌的危险。

在生活中，我们只要看到有人印堂发红，就说明他是肺热，都要用清肺的药物来调理，比如黄芩、鱼腥草、金荞麦等。

印堂发黑说明什么呢？印堂发黑，我们称为“水漫金山”。

肺在五行属金，就像金山一样，而黑色代表水气，水气太盛了，就漫到肺来了，这种情况多见一些肺阳虚，甚至见于得肺积水、肺癌的人。

有时候，很多人看过你的眉心，会对你说：“你最近鸿运当头。”鸿运当头是怎么看出来的？就是当你的肺气很充足时，肺的功能非常好，印堂就会有光泽。

也有的人印堂发黄，这是肺气虚的表现。这时候需要好好地保护肺脏和脾胃，否则容易脾虚、乏力、肺气不足。肺之气是源于脾胃的，所以当你看到自己印堂发黄的时候，要好好调养自己的肺和脾胃，少吃寒凉之物，节制饮食，平常可以吃一些像补中益气丸这样的健脾药。

印堂有竖纹、川字纹、八字纹，说明肺有什么问题？

在生活中，我们经常可以看见有的人在印堂的位置有竖纹——“天门中断”。它反映了我们身体有什么疾病呢？

在古代，这个竖纹又叫作“悬针纹”——就像一根针悬在印堂。

前面讲过，印堂对应肺，肺在五行属金，所以一般印堂有悬针纹或川字纹、八字纹的人，中医认为，临床上发现多是肝阳上亢，肝火向上侵犯到肺，是“木火刑金”（肝属木）的人。

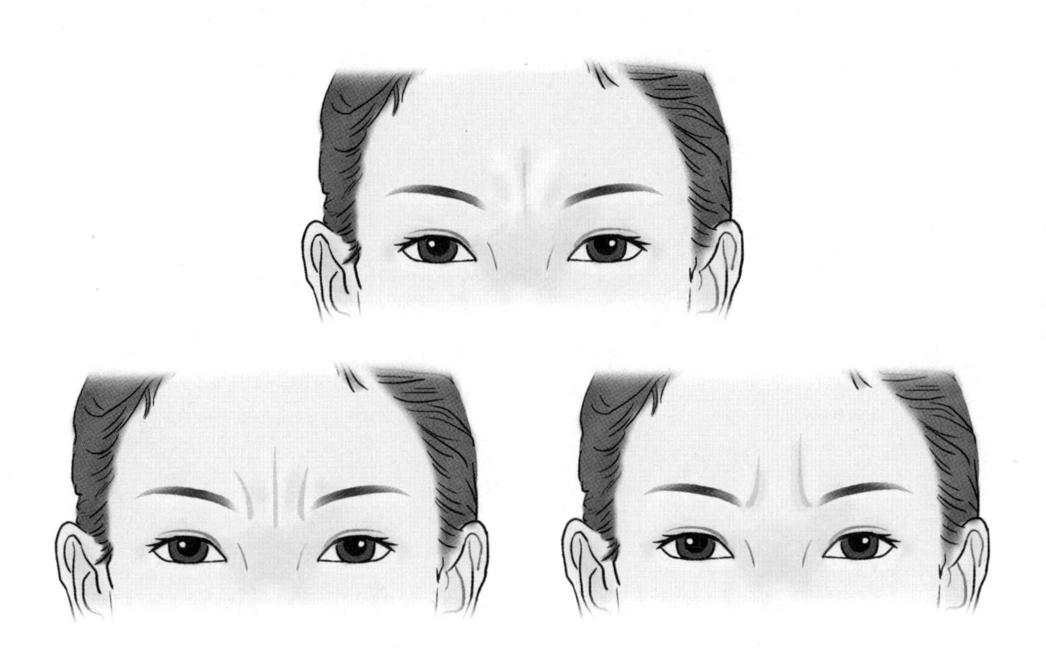

印堂有竖纹、川字纹、八字纹的人，多是肝阳上亢，需要调节情绪

一般来说，肝阳上亢的人，目标比较高，如果管孩子，给孩子定的目标会非常高，比如，必须考全班第一，必须要学习好等；其次，肝阳上亢的人不服管，他会抗父母、抗领导，所以在单位里跟领导处不好关系。

如果悬针纹靠左，就说明左边的肺叶有问题（肺系的各种疾患，比如功能性的症状，像口干、咽干、容易外感；比如器质性的疾病，像气管炎等）；如果悬针纹靠右，就说明右边的肺叶有问题。如果出现川字纹，说明肺叶耗损得更厉害。

总之，印堂有川字纹的人要注意好好疏肝，更多的是要好好修心，调节情绪，戒急躁、发脾气。

4 山根是心脏的反射区

“青筋过鼻梁，无事哭三场”

中医认为，山根（鼻梁根部）是心脏的反射区，通过观察山根可以看出心脏的情况。

中医认为，如果山根处出现青筋，就证明这个人的心阳不足。如果是一些女性山根的位置有一道青筋，说明这是一个高雌的患者。通常是木形人，比较善结善怒，脾气比较怪。

这就是俗话中所说的“青筋过鼻梁，无事哭三场”。

《幼科推拿秘书》中说，山根在两眼之间，鼻梁骨上，如果在这里出现青筋，则代表惊风、内伤，或是哮喘。确实，临床上我们经常看到，山根有青筋的小孩会很胆小，不爱吃饭，有什么风吹草动就会哭，容易惊风、说梦话、梦里哭，或经常肚子疼、感冒等。

这就是俗话中所说的“青筋过鼻梁，无事哭三场”。

这个特点大人和小孩是一样的，只不过大人的不太容易看到。而且大人的神经系统已经发育完善了，在高热的时候不太容易引起惊风。

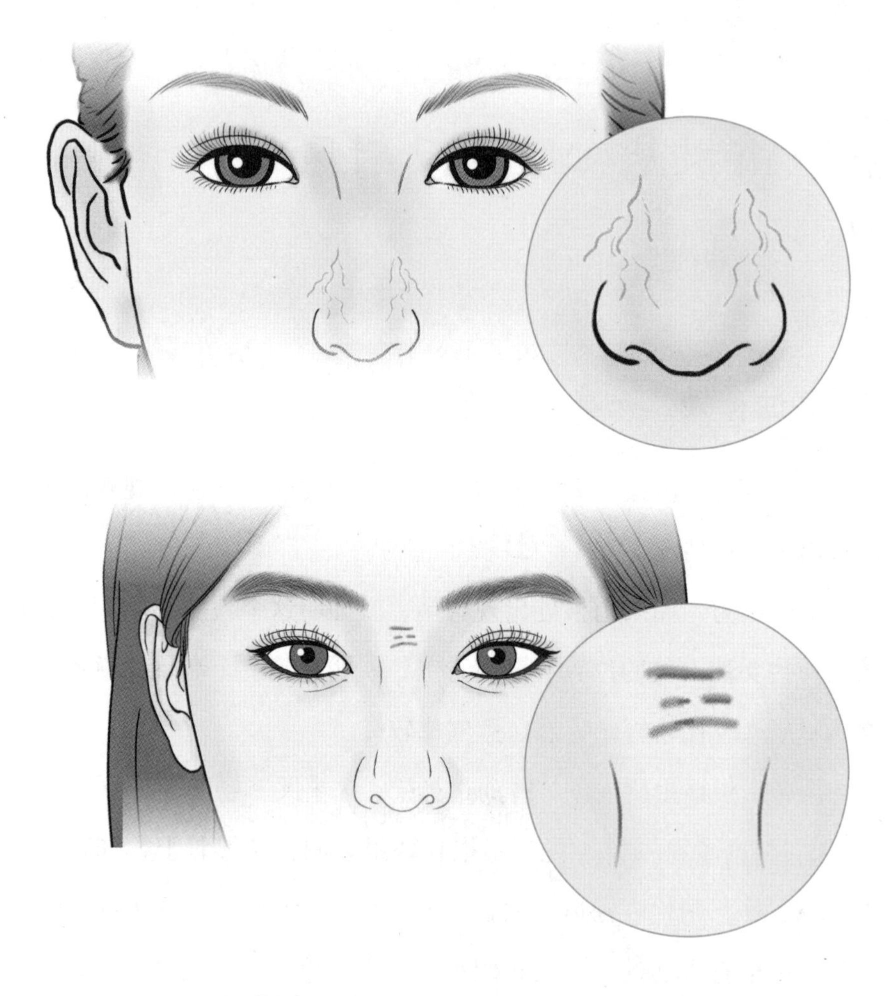

山根有青筋、横纹，心脏问题要注意

《黄帝内经》说：“心主神明，主明则下安，主不明则十二官危。”意思是：我们的心是主管人体神明和五脏六腑的，心不明，心出现了问题，那么其余的五脏六腑都会出现问题，山根是心的反射区，如果山根出现了青筋、出现了横纹，则说明心出了问题——主不明。

如何从山根的高低和障碍线判断体质的好坏？

第一，看山根的高低。

如果一个人的山根长得非常低平，说明他从小体质就不好，会经常生病。

反之，如果一个人山根特别高，证明这个人身体强壮，尤其在幼年时期。

总之，山根比较低的人，大多不是很开朗，相对内向一些；而山根高的人，鼻梁坚挺，基本都很外向。

但山根也会变化，比方说有的人小时候山根很高，后来因为一些事情性格发生了改变，山根不像原来那么高了，它的势头会发生改变。

第二，看山根有没有障碍线。

很多人年龄稍微大一些，甚至年龄不大，你都会发现他的山根部有横纹，这叫障碍线，说明他的心功能已经下降了。这种人会经常胸闷、心绞痛，所以在平时要特别注意调治。

5 眼袋发黑的人
非常容易得湿疹、风湿类病

肾透支后就会出现黑眼圈、眼袋，得湿疹、风湿类等病

有人问我，熬夜以后（特别是长时间熬夜）为什么眼圈会发黑呢？

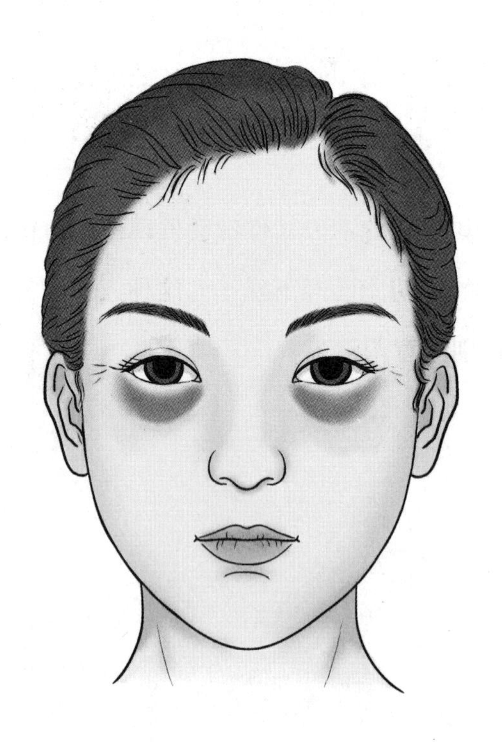

黑眼圈可能不是
熬夜熬出来的，
而是肾虚

中医认为，如果在该睡觉的时候不睡觉，就会损伤身体的阴液，时间长了就会肾阳虚，什么是肾阳？肾阳就相当于西医说的肾上腺皮质激素。西医认为，晚上，我们人体要休息，所以不需要那么多的肾上腺激素了，激素水平自然就下降了；到了白天，我们需要活动，肾上腺激素水平就上来了，所以人体的肾上腺激素只有释放、降低地循环，这样才会形成良性循环。

如果你在晚上该休息时熬夜，那么我们的下丘脑垂体就会被迫分泌出促肾上腺激素——ACTH，它的水解片段是黑色的，特别容易沉积在我们皮肤比较薄的地方。比如沉积在眼睛这个地方，就形成黑眼圈；沉积在面颊部，就是黄褐斑；还可以沉积在乳房、生殖器，所以这些地方发黑都是肾透支后出现的肾虚。

而且很多人熬夜之后，会出现眼袋，因为当我们肾阳虚时，脂肪很容易堆积在身体比较薄弱的一些地方，比如堆积在眼睛下面变成眼袋……在临床上很多人来找我看病，他刚坐下，我一看他的两个眼袋发黑或者是发红就问他："你是不是关节不舒服？"他说："大夫，你太神了，我就是来看关节疼的。"通常，这个人可能就是风湿、类风湿疾病。

就像我女儿，她从生下来下眼袋就发黑，色素比较深。因为我女儿是肾阳虚的体质，她从小就有湿疹。通常，眼袋发黑或发红的女性非常容易得一些轻的像湿疹、荨麻疹，重的像狼疮、风湿、类风湿的免疫方面的病。

脾胃不好的人会出现眼袋

在临床上，我们还发现很多脾胃不好的人也会出现眼袋，或是眼袋发青、发黑的情况。胃经的循行路线是起于鼻交頞（鼻梁）中，旁纳太阳之脉，正好就走到下眼袋的位置，而此处正好有一个穴位叫承泣穴。承泣穴的变化就能反映脾胃的好坏。所以，如果一个人长了眼袋，就说明他首先是肾虚，其次脾也虚，脾、肾两脏的阳气都弱了，还容易出现寒湿带下，或水肿、肥胖等情况。

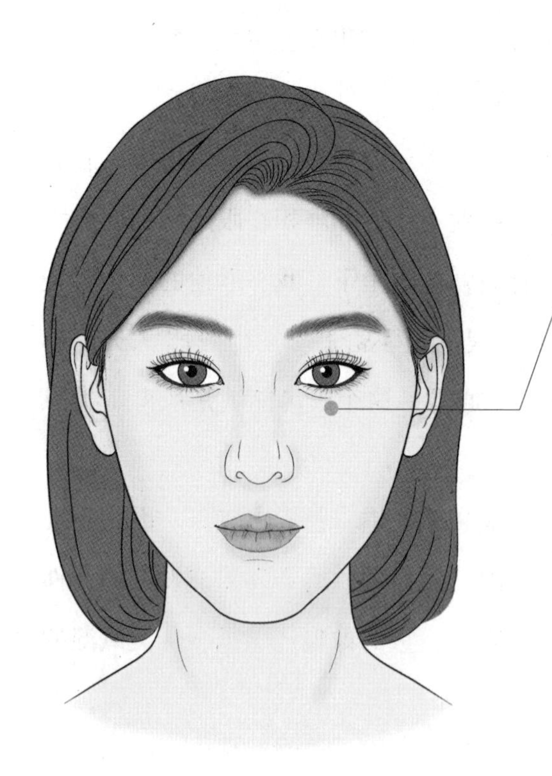

承泣穴

经属：足阳明胃经

位置：在面部，瞳孔直下，当眼球与眶下缘之间。

应用：主治目赤肿痛、眼睛疲劳、迎风流泪、老花眼、白内障等常见的多种眼部疾病。

核桃灸能快速祛除眼袋

从中医的角度来说，想要从根本上祛除眼袋首先要内服健脾补肾的中药，但起效相对慢一些。

最好的办法是用我给大家推荐的核桃灸。核桃是我们吃的核桃，核桃灸又叫眼睛灸，如何灸呢？

找一副眼镜，把镜片去掉，放上两个核桃壳，然后在外面灸，可以改善眼睛局部的循环和代谢，从而快速祛眼袋。放核桃壳是为了隔热，每次灸半小时到 1 小时，每天一次。

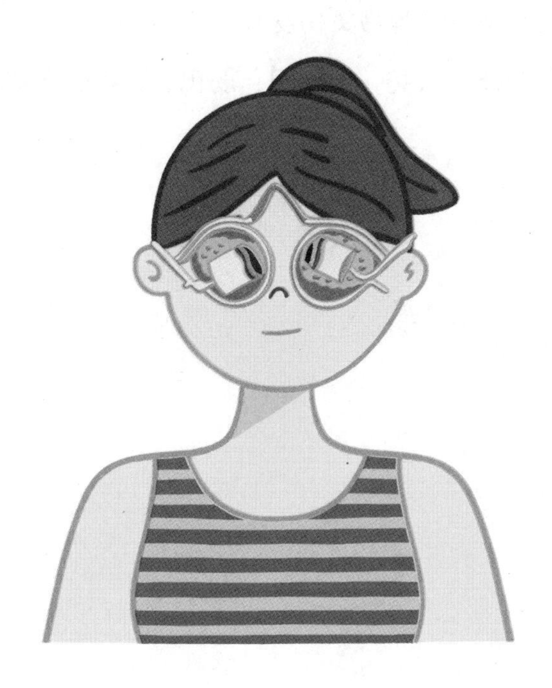

常做核桃灸，
改善眼部循环，
跟眼袋说再见

此法是在清代顾世澄用核桃皮灸治疗外科疮疡的基础上，经过临床实践改制而成的，演变到现在已经很容易操作了。取一个核桃从中线劈开，去仁，取壳（壳不可有裂缝）备用。用细铁丝制成一副眼镜架，外用医用胶布缠紧，镜框上再用钢丝向内弯一个钩形，高约 2 厘米，钩长 2~3 厘米，以备插艾卷段用。然后先将核桃壳放在菊花枸杞水中浸泡 3~5 分钟后，固定在眼镜框中，再将 5~7 厘米长的艾卷段点燃插在镜框钩上施灸。除上述药物作用外，由于核桃壳用菊花枸杞水浸泡过，泡湿的核桃壳经艾卷段熏灸还能产生水蒸气熏蒸眼区，使眼有温热潮湿感，对治疗眼疾有促进作用。在没有菊花枸杞水的情况下，可暂时用茶叶水或者白开水代替，绝对不能使用干燥的核桃壳，这样容易烧坏核桃壳，并且熏灸时容易烫伤皮肤。

核桃灸除了能祛除黑眼圈、眼袋，对近视、弱视、远视、老花眼也有一定的效果。

6 眼角周围长皱纹，太阳穴凹陷说明什么问题？

中医认为，眼角是三焦经跟胆经交汇处，所以眼角是中医看少阳相火的一个部位。

什么叫少阳相火？简单地说，相火，相当于现在医学说的雄性激素，雄性激素是维持男性和女性性欲的一种激素。

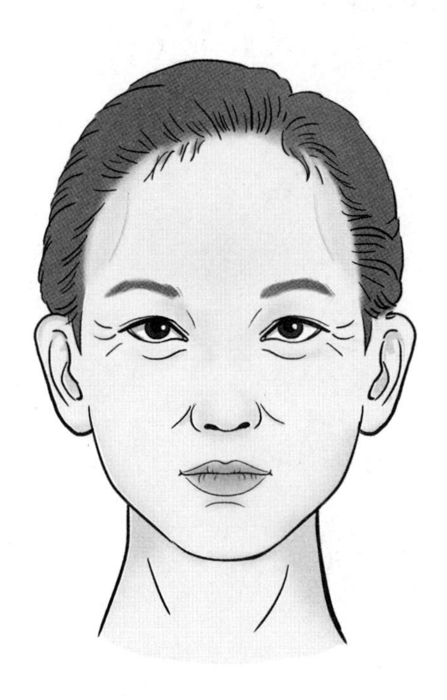

相火不足的人
太阳穴皱纹多

所以，看一个人相火旺不旺（雄性激素多不多），一个简单的方法就是观察此人的眼角到太阳穴这个位置是否饱满、没有皱纹。

反之，如果眼角到太阳穴处这个地方皱纹（鱼尾纹）很多，或者有塌陷，那就证明此人少阳相火不足，可能他的性功能有问题，由此会影响到他的夫妻关系。

当然，一个人年龄大了，雄性激素自然也会衰退。

性功能下降，所以眼角周围自然就会长皱纹。老了出现这些情况是正常的，但如果在不该长皱纹的年龄长了皱纹，太阳穴不该塌陷的时候（正常的话此处应该是平的）塌陷了，那就说明此人的相火不足了。

当我们在临床上看到一些年轻人眼角处长了明显的鱼尾纹，或者太阳穴处有凹陷，就知道他房事过度了。

7 如何通过头发来判断人的健康？

什么样的头发才算是健康的呢？

其实，我们正常人的头发，应该具备三种特点——黑、密、泽。

第一是黑，指乌黑的头发。

第二是密，指头发浓密。

第三是泽，指头发比较有光泽。中医认为，肾气充盛、气血充足的人，头发就会黑、密、泽。

为什么男性都喜欢有乌黑亮密头发的女子？

女性的雌激素会让头发变得柔顺，雄性激素会让头发变得很粗、很硬。

有一头秀发的女性雌激素水平高，更容易繁衍子嗣，也更温柔。如果一个女子的头发比较硬、比较粗，说明她的雄性激素偏高。

大家可以观察，女性的头发硬、粗的，大多脾气都不太好，她的皮肤相对粗糙。

所以，一头秀发其实代表了女性的阴柔之美，证明她的性激素是正常的。

说到这里，有人要问：男性头发的正常状态也是黑、密、泽吗？男性的头发肯定比女性要密，如果一个男性的头发非常软，说明他的阳刚之气不足。

为什么很多国外的女性特别喜欢秃头的男性呢？秃头的男性性冲动更频繁。因为雄性激素是维持性功能的，但是男性雄性激素太多也不好，因为他性生活的时间短——说明雄性激素多的话，既有利又有弊。

为什么女性老掉头发也不秃呢？

《黄帝内经·素问》里说女性的脱发，是从“五七”——35 岁开始的——“五七阳明脉衰，面始焦，发始堕。”

事实上，有些女性虽然脱发脱得早，一洗头、洗澡，甚至梳头的时候也会掉发，但是怎么也不秃。因为脱发主要跟雄性激素的多少有关，也就是脂溢性脱发，雄性激素性脱发可以见到秃头，而女性因为雌激素不足导致的脱发常常是让头发稀疏，很少见到全脱。

现代医学发现，脱发是由脱发基因决定的。对于男性来说，脱发基因是一个显性遗传，只要你有脱发基因一定会脱发。而对于女性来说，脱发基因是一个隐性遗传，必须有两个脱发基因——父母全部给她她才会脱发，而且很难变成秃子。

这就是为什么我们说“娘秃秃一个，爷秃秃一窝”。一个男性脱发，肯定有显性的脱发基因，所以他更容易传给他的儿子。

地中海式头发，说明肝胆湿热，肾气虚

脱发也有很多类型，比如，地中海式头发。

一般来说，我们的鬓角、头顶、生殖器分布的雄性激素比较广，从中医的角度来看，我们的胆经上抵头角——走两个鬓角，肝经与督脉会于巅——交会于头顶百会穴的位置，我们仔细观察，脱发都是在这些地方脱。

当一个人出现地中海式的脱发时，会表现在他肝经的位置。肝肾是同源的，如果是以百会为中心的脱发，不光是肝胆湿热，还会表现为肾气虚。一个脱发的人既可能肾气虚——百会脱发，也可能见到肝胆湿热——前额发际线上移。

在生活中，女性的脱发多见于百会，男性的脱发多见于鬓角。

还有那些常见的脱发现象，如后脑勺秃等。

“贵人不顶重发”

生活中，有句老话叫作“贵人不顶重发”（“重发”，指粗硬、厚重、干枯、无光泽又杂乱无章的头发）。

雄性激素水平高的人体力好，四肢较发达而智商相对于体力略低，多见于体力劳动者，反之，脑力劳动者的雄性激素要低于体力劳动者，他们的头发更细更少一些，所以传统文化里有“贵人不顶重发”的说法。当然，凡事也没有绝对，我们也可以见到头发稀疏的体力劳动者，和头发浓密的脑力劳动者。

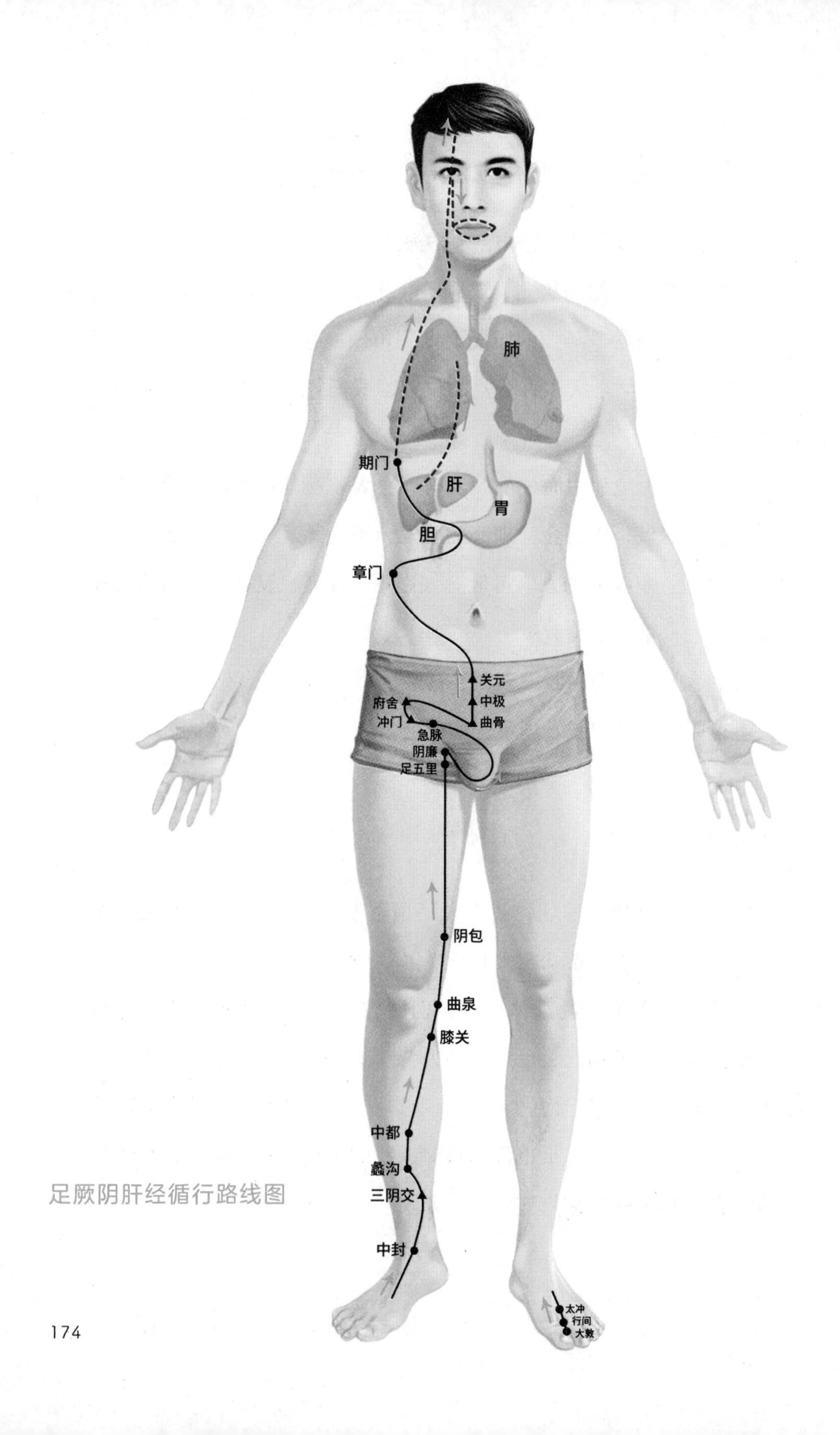

足厥阴肝经循行路线图

一旦脱发，如何治才有效果？

①外用米诺地尔，可以抑制脱发。

在美国，早年发明了一种降压药叫米诺地尔，很多人用它来降血压时发现，不但降血压的效果非常好，而且身上的体毛比原来更浓密了，脱发得到了抑制。后来，科学家发现米诺地尔可以抑制脱发基因，不让脱发基因表现在毛囊上。

所以，米诺地尔是世界上唯一一个批准可以用于治疗脱发的药物。

现在市面上很多防脱发的洗发剂等，里面的重要制剂大多加的是米诺地尔。但要注意的是，米诺地尔是个降压药，血压没问题的人外用就可以了，男性使用 5% 的米诺地尔，女性使用 2% 的米诺地尔外涂来治疗脱发，会有一定效果。

②非那雄胺虽然可以治脱发，却可能会导致男性阳痿、早泄。

治疗脱发，西医除了用米诺地尔治疗，还用非那雄胺。前面讲过，我们脱发除了基因的原因，还有雄性激素的原因。我们看到很多男性喜欢健美运动，但脱发也会随之加重，为什么？

因为练健美的时候，肌肉要长大，需要雄性激素的参与。所以很多运动员，尤其是需要肌肉爆发力的男性都是秃子。我们看世界健美比赛的时候会发现，上来一个是秃子，再上来一个还是秃子，为什么？

就是因为一个人雄性激素的水平高了之后，他的代谢产物二氢睾酮会导致毛囊的水钠滞留，进而导致脱发。

所以，西医就用非那雄胺来拮抗雄激素。但是它有一个副作用，就是可能会导致男性阳痿和早泄。而且，这个药的疗效也不是很理想。

中医在调理脱发时，是用一些滋肾阴的药物，比如女贞子、旱莲草、补骨脂、何首乌等。但是我临床上从来不用何首乌，为什么呢？因为何首乌对某些人群有肝损伤的副作用。很多人的基因片段里，就对何首乌里蒽醌类的化学成分特别敏感。虽然他是个肾虚的患者，但他的特殊基因决定了他如果服用何首乌，会导致药物性肝损伤，这是非常危险的。

像女贞子、旱莲草、补骨脂使用起来相对比较安全，可以起到治疗脱发的作用，但最好在有经验的医生指导下使用。

③喝血府逐瘀口服液或用梅花针叩打脱发部位，可以改善毛囊循环。

在临床上，我认为治脱发疗效最好的方法，既不是抑制基因的表达，也不是补肾、清肝胆湿热，而是改善我们毛囊的循环。

我有一个同学在上高中时头发基本就没有了，他还有一种病——红细胞增多症。这种病没有西药能治，后来，医生给他开了中药——血府逐瘀口服液。

这是一个非常有名的方子，我同学照说明书喝血府逐瘀口服液，一段时间后他给我反馈，说喝了血府逐瘀口服液之后，他的头皮长出了绒毛。这是什么原因呢？因为血府逐瘀口服液有活血化瘀的作用，可以改善我们毛囊的循环。

我还有一个办法——梅花针生发法，推荐给大家，也是通过改善毛囊的血液循环来生发的。怎么做呢？把脱发的部位叩打出血，很快头发就生出来了。

在明清时期有两位大医家，分别是《外科正宗》和《医宗金鉴》的作者，他们都观察到了这种现象。书中有记载："针砭其光亮处出血"，意思是说，我们掉头发的位置处又光又亮，但只要在这个地方针砭出血，毛发旋即生长——用梅花针叩打的方法，既刺激神经，又刺激血管。

在我们长治有一位女士就是脱发，她来找我看。我就给了她一把梅花针，我说你回家就在脱发的位置叩，叩打出血。这个效果挺好，唯一的副作用就是有点疼。

然后这位女士就跟我说，"王大夫，我连死都不怕，更何况疼呢？"

她每天叩打两次，每次在脱发处都叩出细细的小血点。一个月之后，我再见到她，满头的小黑绒毛都长出来了。一年之后再看，她已经是一头乌黑亮丽的秀发。她跟我说，"王大夫，我现在的头发比我没有脱发之前还要好。"

黄毛是一种头发异常，原因是先天不足，肾精亏虚

在民间有一个说法，管不到上学年龄的女孩、男孩叫黄毛丫头、黄毛小子。

《黄帝内经》里说:“女子七岁，肾气盛，齿更，发长”“丈夫八岁，肾气实，发长齿更。”什么意思?男子和女子到了七八岁的时候，先天的肾气就开始发动，这时候头发生长得很快，开始慢慢变黑、变粗。

在七八岁之前，男孩跟女孩的头发差不多。但七八岁之后，女孩开始分泌女性激素，头发变得黑、细、长、柔，男孩开始分泌男性激素，头发开始变得黑、粗、壮。

但是在七八岁前，很多孩子的头发多见于黄毛。这是什么情况呢?

头发偏黄的孩子，原因是他的父母本身肾虚，所以生下来后头发就会少、黄。

建议年轻的父母们，生孩子之前一定要好好补补自己的肾，因为《黄帝内经·天年》里讲，每个人都是“以母为基，以父为楯。”如果新生儿是个房子，父母的身体就是孩子的地基，肾好的父母生下的孩子健康、聪明，也更容易成功。身体弱的父母，尤其是肾气弱的，生的孩子更易得病，还会出现智力差、体力差的情况。

这种情况调理起来也非常简单，在怀孕之前，男人吃点五子衍宗丸、左归丸、肾气丸，女性吃点左归丸、右归丸。

张仲景有张补肾的处方叫肾气丸，宋朝钱乙减掉肉桂、附子变成了六味地黄丸。到了明朝，张景岳又变出了两张处方，在六味地黄丸里加了几味药，变化出来左归丸和右归丸。总之，这三张方子可以快速提升男性跟女性的肾功能跟性激素，建议这几味药要在医生的指导下服用，一般是先吃上三个月，夫妻双方的肾气会非常充盛，这时候再怀孕，生的孩子就会非常健康。

其实，我们说让孩子“赢在起跑线上”，这才真的叫赢在起跑线上。你给孩子一个好身体，比给他后天提供啥都强。先天一定是最重要的，后天做任何修补都不如先天。

回到前面的问题，如果父母在肾气不那么足的情况下生下孩子，孩子头发出现了软黄等症状，我们该怎么办呢？

这种情况也好办，比如我女儿出生之后头发就不多，但在后天的养育过程当中，我发现她的头发变得又密又黑。后来我才发现，是孩子的姥姥在给孩子喂养时加了一个副食——黑芝麻糊。

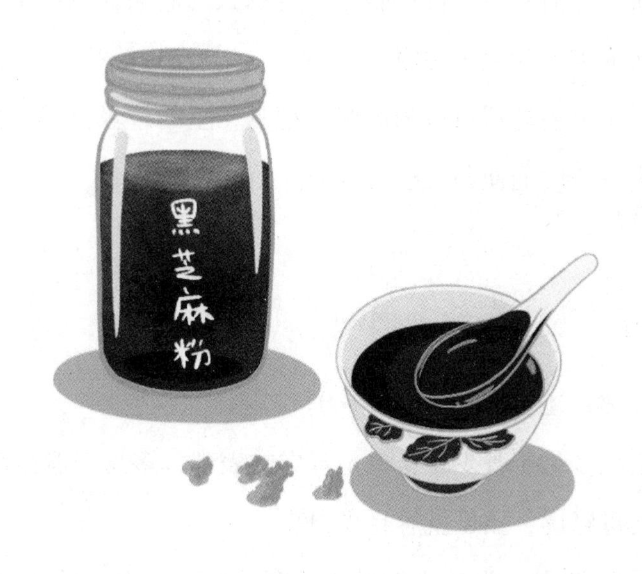

多喝黑芝麻糊，头发又黑又亮

就是把普通生黑芝麻洗干净，放在豆浆机里面，把它打碎。然后放点蜂蜜，调调口感，孩子爱喝。坚持喝上一段时间，孩子头发会变得乌黑亮泽。

这个方子对我们成年人来说也是有用的，只不过没有给孩子用的效果那么好。因为孩子是稚阴稚阳之体。意思是孩子在生长发育阶段，生机是最旺的，所以这时候给孩子补，比大人补的效果更好。

头发像麦穗一样缠到一起是什么原因？

有这种头发的孩子多见于疳积，经常容易积食。现在，随着我们生活条件的提高，这种情况真的很少见了。但是在我小时候，这样的情况还很常见。有这种情况的孩子，可以去药店买 5 克牵牛子，回来炒一炒，研成末，让孩子吞服。

吃了牵牛子粉之后可以通肠腹，把肠子里的垃圾都排出去。而且牵牛子不是一般的通便药，还可以健脾消食。

少白头说明身体有什么问题？怎么治？

头发异常，还有一种（少白头）。

这种情况多见于青少年，也是肾虚的表现，多见于遗传性的。

如果父母肾虚，孩子就容易少白头。

从现代医学讲，为什么有的人会得白癜风，因为他的黑色素脱失。我们的头发黑色素脱失，就会变成白发。

这种黑色素是由下丘脑垂体分泌的，而下丘脑垂体的内分泌轴就相当于中医的肾。所以，少白头需要通过补肾来治疗，可以用黑芝麻、桑葚、地黄等来滋补。

我上大学时，有一位女同学就有非常严重的少白头，后来她开始吃一些补肾的中药，当她大学毕业，头发已经变得乌黑亮丽了。

但是大家需要注意，这种少白头，可不是吃上几服药就变黑了，需要我们长时间吃药。中医怎么说的？以百日为期，坚持吃下去，有时甚至要吃三个一百天，甚至是六个一百天，甚至是九个一百天。

我父亲 40 多岁时，我的爷爷和奶奶突然得了重病，我父亲特别上心，特别焦虑，很快就两鬓斑白。之后老人相继去世了，等我父亲从伤心中慢慢恢复过来后，再看他两鬓重新长出了黑发。

像这种情况的人，需要健脾、安神，可以吃天王补心丹来调理。

天王补心丹可用于失眠，补阴益血，对治疗劳伤心神、劳伤心血导致的白发很有效。

失精的男子和梦交的女子，容易出现斑秃

现在也有一些人，头发突然就掉一块，这种情况叫作斑秃，老百姓又叫鬼剃头。

有些人在睡觉之前头发还是完好无损，睡了一觉第二天早上起来发现，自己头上掉了一块头发，甚至一晚上头发全部掉光了。

很多人解释不了这是谁给他剃的，头发去哪儿了？所以，老百姓管这个病叫鬼剃病，中医则管这个病叫作油风。

为什么叫油风？

凡是出现鬼剃头的人头发都特别油，而且掉得特别快，像风一样，所以叫作油风。现在医学叫斑秃，就像斑块一样一片一片地脱落。

我们现在逐渐发现，人体能量的 40% 损耗在思虑中。

现代医学发现，我们的毛囊是受交感神经支配的，当一个人欲望特别大（压力大）的时候，他的交感神经会感觉兴奋，一兴奋一收缩，毛囊就脱落了，这就是现代医学对鬼剃头的病基的解释。

中医说："精神内守，病安从来，恬淡虚无，真气从之"，这个社会上谁没有压力，小朋友也有压力和欲念，他想吃那块糖得不到，那也是欲念。每个人不可能不遇到事，但是遇到事的态度却是自己决定的，心宽看庭前花开花落，望天上云卷云舒，这是我们可以做到的，所以不在乎事，而在于心。

养血润燥，比如《外科正宗》的名方神效养真丹就是专门治疗这种疾病的。

为什么被鬼剃头的人都叫失精家？

张仲景在《金匮要略》里提出"夫失精家"，意思是被鬼剃头的人都叫失精家。失精家的人就会头发脱落。

通常，失精的男子和梦交的女子，比较容易出现斑秃。

男性的失精多见于青春期的小男孩，他在性萌动的时候会手淫，过度手淫的结果之一就会导致头发脱落，毛囊收缩，形成斑秃。

对于斑秃，中医是用什么方法外治的呢？

用梅花针来治疗，用梅花针坚持叩打脱发或斑秃的位置一个月，并且要坚持叩出血来，可以生发。其实这个方法在《外科正宗》和《医宗金鉴》早记载了："宜针砭其光亮之处，出紫血，毛发庶可复生"，意思是说毛发掉了，只要用梅花针叩打脱发的位置，出紫血后，头发是可以再生长出来的。

8 看人中能看出人的什么问题？

看人中，可以看出一个人的肾功能和生殖功能如何

我在临床中发现，如果一个人的人中很短，基本不到一横指，这种人就容易不孕不育。

大家可以观察一下，我们周围只要是结婚好多年，没有小孩的，是不是很多人中都很短。为什么呢？因为人中反映了我们的肾功能和生殖功能，《黄帝内经·灵枢》里说："面王以下者，膀胱子处也"，什么意思？我们的鼻子在以前叫作面王，鼻子下反映的是膀胱（泌尿系统）和子处（生殖系统）的问题。

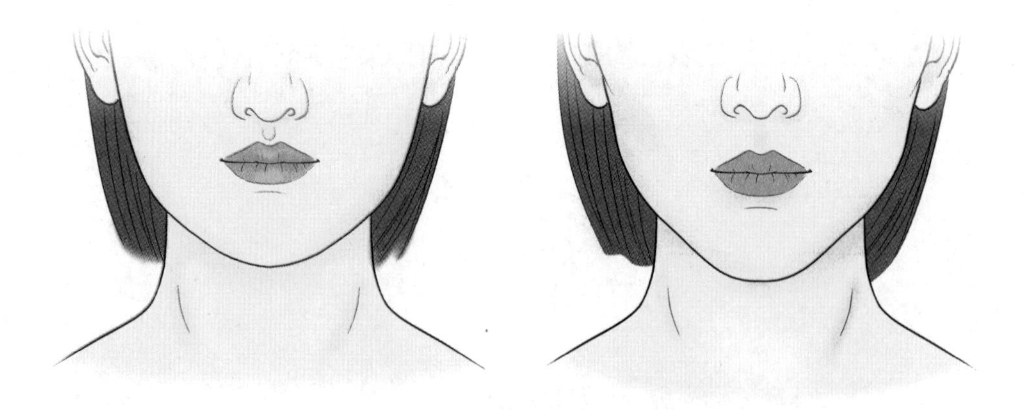

人中的长短反映了肾功能和生殖功能的好坏

古人为什么找对象时，要找人中又深又长的？

我上大学三年级时，我们村有一个老太太来找我看病，当时她一进门，我就跟她说：“大娘你是不是膀胱有炎症，妇科也不好？”

当时大娘就惊呆了，她说：“孩子你这么年轻，怎么看得这么准，我就是来看泌尿系统感染和阴道瘙痒的。”

当时我也被惊呆了，因为我只是随口一说，没想到被我说准了。

为什么当时我断定老太太有这些病呢？

因为在《黄帝内经》里说“面王以下者，膀胱子处也”，这里说的位置就是在我们鼻子尖的下面，也就是人中穴，它对应泌尿系统和生殖系统。而当时这个老太太人中穴的位置一直有一个像粉刺一样红肿的疖子，好长时间都没好。

按照现代医学来说，人中穴这里是有皱纹的，皱纹只有活人才有，死人的皱纹是平的，因为我们的肌肉和软组织受神经系统的调控，比如说面瘫，当患者的神经功能丧失了，面部的皱纹就会被磨平而出现瘫痪。正常人也会出现这种情况，当神经递质少了，皱纹就会变少，神经递质越来越少，到完全衰竭的时候就没有皱纹了。

我们的人中其实就是一个皱褶，肾上腺皮质分泌的激素，正好是我们交感神经的神经递质，所以**当一个人肾好的时候，他的神经递质是正常的，人中的皱纹就非常深。随着年龄增长，或是房事过度，肾气越来越衰，神经递质越来越少，人中就会越来越平。**

仔细观察，很多小朋友的人中就很深，因为孩子元气非常充足，又没有多少消耗；还有很多少年少女，处于青春期，还没有结婚，他们的性激素水平很高，肾功能很好，所以人中会又长又深。

古时候，人们找对象的时候要看一看对方的人中，如果在最应该出现又长又深人中的青春期时候，人中却又短又平，说明对方可能肾虚，不容易怀孕（如果非常严重，就不能怀孕）。

以前的婆婆找儿媳妇有很多标准，看似是封建迷信，其实有非常深的人生智慧和科学道理。

如果孩子人中比较短平怎么办？

有人问，如果发现孩子的人中比较短平，家长应该怎么办呢？

一旦我们发现了孩子人中短平，要分清原因是什么，是从小就是这样的，还是因为后天手淫过度、熬夜过度所致。如果是先天的，要靠后天补；如果是后天的不良习惯所致，只要纠正他的不良习惯，孩子慢慢就好了。

如果是先天不足后天补，该怎么补呢？

首先，一定要加强体育锻炼；其次，可以在医生的指导下服用六味地黄丸，六味地黄丸原本就是治疗先天不足的小孩发育迟缓的。

9 看孩子头的形状，可以判断他是否先天肾虚

正常小孩子的头我们都见过，但有些孩子头偏大，比如动画片《大头儿子，小头爸爸》里面的大头儿子就有一个偏大的头。

这样的孩子虽然看着很可爱，但在现实中是有健康隐患的。

记得我刚上临床的时候，有一次出诊看了一个大头孩子，我出完诊之后，也跟孩子的父母拿了治疗方案，但是我一出门他们就把孩子扔了。

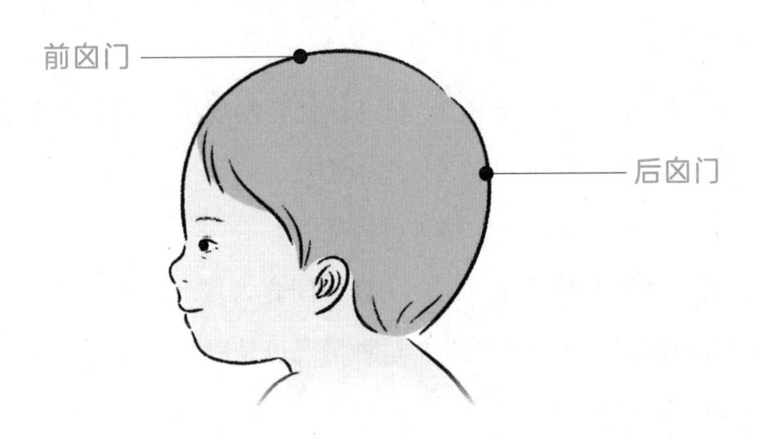

这家人第一胎是个姑娘，想要个男孩儿，终于如愿以偿了，但是非常可惜，因为高热一直不退，这个孩子的脑部出现了积水，所以就变成了大头。

还有很多小孩在成长过程中，头就像正方形一样，而且一圈头发非常稀少，这种情况也是因为肾虚导致的。

这种情况在西医院经常被称为缺钙，钙在中医里属于肾的范畴，一个人如果肾虚，钙会吸收不好。

除了大头孩子，还有小头孩子——生下来头就很小，因为囟门闭合了，说明大脑不会发育了，智商肯定会低，原因也是先天肾精不足。

一般来说，正常的小孩是 1 岁半左右关闭囟门，如果 2 岁孩子的前囟门仍然没有闭合，就需要及时就医了。

囟门有几种病态：

第一种是囟填。囟门是隆起来的，像有什么东西填进去了，一般是脑子病毒或细菌感染导致水汁液代谢异常，所以脑容物的水分会很多。

此时，我们给孩子做个脑 CT，就会发现里边的水太多了，一般要进行抗病毒或者是利水、抗细菌治疗。

第二种病态是塌陷。这种是虚证。

第三种病态叫解颅，是因为囟门闭合太慢。前面说过，如果孩子超过 2 岁囟门仍然没有闭合，这种情况也是因为肾虚，要赶快就医。

10 牙不好的人，说明肾和脾胃有问题

容易长牙结石的人，有胃火或肾火

现在，很多人都有牙结石，牙结石发展严重后就会导致牙周炎，继而引起牙龈出血、牙龈萎缩；而一旦牙龈萎缩，牙齿就会变长，慢慢整个牙齿都暴露出来了，牙齿变长了——中医叫作髓溢，最后牙齿会脱落。

牙结石反映了胃和肾的情况，容易长牙结石的人，证明有胃火或肾火肾阳偏亢。我母亲就是这样，她胃火很大，肾阳也偏亢，所以她特别容易长牙结石。

《金匮要略》里，说：有些人“前板齿燥”——两颗门牙比较干燥，唾液比较少，原因就是肾阴虚，胃火太旺。

牙齿受我们唾液的滋养，而唾液中含有大量的性激素，所以很多年轻人的牙齿奶白奶白的，甚至像珍珠一样，非常有光泽，这说明他的性激素正常，能滋养牙齿。当我们年龄变大，性激素水平低了，牙齿就失去了光泽。我们如果看到一个年轻人，牙齿没有光泽，说明他一定肾虚；而一个老年人的牙齿（自然的牙齿）非常有光泽，这是长寿之相。

《黄帝内经》上说“发堕齿槁”，就是指肾虚导致性激素低了，没法濡养我们的牙齿，所以齿槁了。

牙结石跟我们生活的地域也有关系，比如说山西的高平，都是黄土高坡，它的水质中含有大量的矿物质与氟，我们经常用这些水就容易形成牙结石，所以很多北方人都是黄牙，有牙结石。而在南方有牙结石的人相对比较少，当然南方的水中矿物质与氟少，所以南方人的牙齿不如北方人坚固，但是这跟牙结石没有关系，只是因为它的水质太软，不含氟。

现在已经有含氟牙膏，但含氟牙膏更适合于南方人，而北方很多城市的水里氟都是超标的，所以北方人不需要特别使用含氟牙膏。

氟是可以坚固牙齿的。我们除了用含氟牙膏，还有一种方法也可以补充氟——喝茶。

因为茶里含有氟元素，而氟能够杀菌固齿。

固齿神方

《黄帝内经》说：“肾主骨，齿为骨余”，肾和牙齿究竟有多么密切的联系呢？

在临床上我们经常发现，有一些人 12 岁之后，奶牙脱落了，长出了伴随一生的恒牙。但是有的人恒牙不全，可能长到四五十岁了还有奶牙。

为什么呢？原因就是他的肾太虚，恒牙长不出来。

我们的恒牙是有牙根的，牙根长在骨头里，而奶牙是浮在牙龈上的，很容易脱落。所以，女性35岁、男性40岁之后，肾一虚一衰弱，奶牙就会脱落——在临床上，一个人牙齿稀疏就是这种原因所致。

肾特别好的人，到老了也是一口好牙。

保护牙齿，除了要洗牙以外，补肾也是非常重要的一个固齿方法。

下面我给大家推荐一个补肾固齿小方子——固齿神方。

固齿神方

配方：青盐15克，石膏15克，补骨脂12克，花椒4.5克（去目），白芷4.5克，南薄荷4.5克，旱莲草7.5克，防风7.5克，细辛4.5克。

做法：将上述药材打成细粉，密封备用。用的时候，先用日常牙膏刷牙至口腔充满泡沫，再用牙刷蘸少许药粉刷牙，最后漱口就可以了。

这个方子对所有的口腔问题，包括牙齿和口疮、口腔溃疡等问题都非常有效。

前一段时间，我太太嘴里长了两个溃疡，非常疼，把固齿神方洒在创面上，第二天早上起床我问她好了吗。她说好了。效果就是这么快。

中医认为引起牙痛的原因有三种，实证就是风火牙痛、胃火牙痛，虚证就是肾虚牙痛。但用固齿神方治疗牙痛不需要辨证，它适用于各种原因引起的牙痛。

这个方子还可以作为一个日常护牙的保健品来使用，能让您免受牙痛之苦。我已经用了十多年了，每天三次。

如果是先天肾气不足引起自己不长恒牙的情况，后天可以用补肾的药补一下，在医生的指导下服用。

像六味地黄丸、黄精等补肾的药平常都可以服用，当然见效最快的还是固齿神方。

为什么我给大家推荐的固齿神方能固齿？

因为方子里有旱莲草、补骨脂，这些全是补肾的药，可以升高雄性激素和雌性激素，性激素可以让我们口腔中的钙沉积在牙齿上。

当一个人的牙齿经常出现毛病的时候，表明他的肾已经开始虚了。

像很多人不敢咬硬的东西，或者突然发现自己的牙掉了一块，这都是肾虚的表现。

每天叩齿 36 下，可轻松固齿补肾

在日常生活当中，平时除了使用固齿神方外，还有一个固齿的很好办法——叩齿。就是我们的上牙跟下牙对齿，从我们的后牙齿开始往前面叩，一般是叩 36 下。

11 嘴唇厚的人脾胃好：“口唇者，脾之官”

《黄帝内经·灵枢》里说：“口唇者，脾之官。”意思是说，嘴唇反映了脾胃的功能。

我们仔细观察，很多饭量大的人嘴唇都很厚，讷于言；而饭量少的人嘴唇很薄，但嘴皮子功夫很好。其实，嘴唇是一个血管网外面包了一层黏膜，可以反映机体的很多问题，不光是脾胃的问题。

我们经常看到有的小朋友嘴唇发红，这是因为他有内热。通常这样的小朋友会大便干，大便不通，而这时，他的身上就容易出现炎症（发烧、咽喉肿痛、扁桃体化脓等）。特别是扁桃体化脓后，大部分西医采取的处理方法是把扁桃体摘掉，但中医主要是帮助小朋友通大便，只要大便一通，小朋友的嗓子自然就不发炎，也不容易感冒了。

反之，一个小朋友嘴唇发黄，说明他脾虚，会有不爱吃饭、挑食、积食的现象。所以，小小的嘴唇不仅可以反映脾胃的问题，还可以反映心脏问题。

因为我们的嘴唇是一个血管网，如果嘴唇的颜色有问题，就说明心血管有问题了。如果嘴唇的颜色没有问题，就证明我们的血管很通畅。

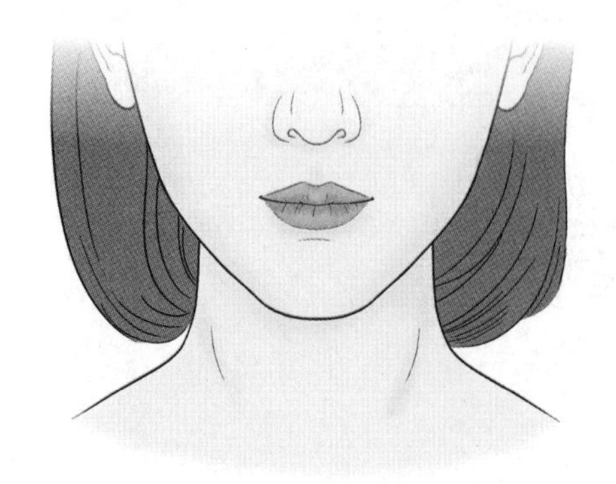

正常唇色

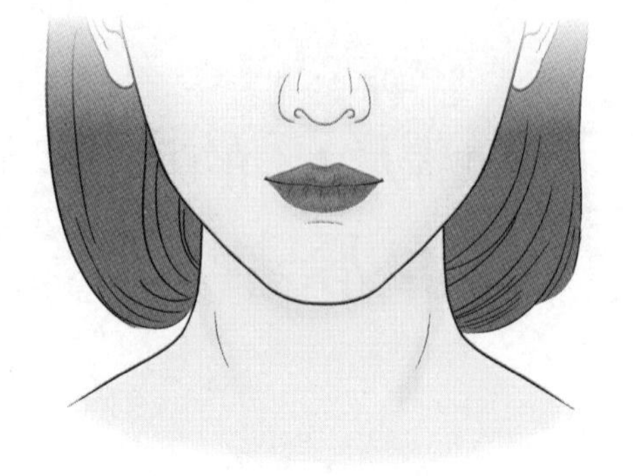

嘴唇发紫，是血液循环慢

所以，一旦大家发现自己的嘴唇发黑、发紫，就说明血液循环慢了，处于高凝状态。

一个嘴唇发紫的人，会经常出现胸闷、身体疼痛的情况，中医称这种人为瘀血体质。

中医的唇诊可以调理很多疾病，比如，嘴唇发黑、发紫时，用针刺嘴唇可以健脾、活血。

《黄帝内经》里还讲："脾病者，唇黄。"脾脏有了病，口唇就会发黄。

生活中，我们仔细观察，会发现很多人的嘴唇四周发黄，甚至有的人的皮肤跟黏膜交界的这一圈发黄——一看就是脾虚。

什么是脾虚？脾虚是中医的名词，用西医的说法就是有消化道疾病。

延伸阅读

脾虚之人的嘴唇容易爆皮

很多人的嘴唇非常容易爆皮，这是什么原因呢？说明他的黏膜功能减退了。人体的黏膜跟皮肤一样，是一张整体的黏膜。从嘴唇（黏膜的上口）开始，往里走是口腔黏膜、食道、消化道黏膜，最后到肛门。

而黏膜出问题就是脾胃的问题。脾虚的人口唇就容易爆皮，这样的人在平时生活中要注意补脾。

12 看舌头，可以看出心脏的功能，“舌者，心之官也”

《黄帝内经 · 灵枢》里说：“舌者，心之官也。”意思是：舌头可以反映心的功能。

我们常说巧舌如簧、心灵则舌巧，所以一个人主意越多，舌头越灵活（越会说话）；一个人越笨（比较直来直去），舌头也比较笨（不会说话）。

这个是可以练出来的。我们的中医可以扎舌头来调治，像治疗脑出血、脑中风的失语，就是在舌头上针灸。这通常会有一定疗效。因为人的语言中枢一旦坏死，是不可逆的，只能通过兴奋它的方式让一部分来代偿，疗效会比其他方法要好。

按照西医的解释，失言神经属于脑神经，散布在舌体上，当刺激舌头时，神经的反馈是到达脑的，它只作用在语言中枢跟大脑皮层，所以用扎舌头的方法治疗脑病效果比较突出。

《黄帝内经》里又说：“心病者，舌卷短，颧赤。”这句话什么意思呢？

这里的“舌卷短”不是舌系带短。我们的舌头前面有一个尖，如果一个人心功能不好，这个尖就会缩回去（舌尖是心与脑的反射区，

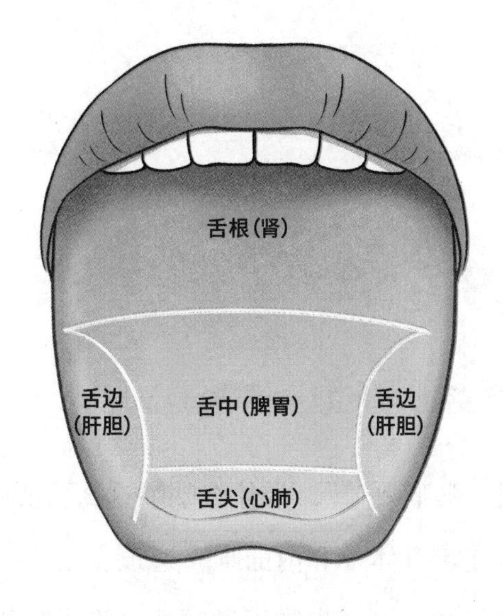

舌卷短

心功能长期不好，舌尖的肌肉会萎缩，望诊看到的就是舌尖凹陷进去了），这就叫舌卷短。我在临床上经常看到这样的人，轻者是心功能不好，重者是心肾功能都不好。

舌卷短，我们中医称这种舌象为苹果舌，它很像苹果，两头是凹的。一看到这种舌象，我就会问患者“你是不是平常容易胸闷气短呀？”，或者“你是不是经常腰疼呀？”……很多人都说：“王大夫，你太神了，你怎么知道的？”这就是《黄帝内经》总结的中医的智慧。

心脏有问题的人还有一个特征叫作二尖瓣面容——两个颧骨会犯红，像猴屁股一样。

13 看咽喉能看出身体什么问题?

咽喉处有十条经络通过，更是我们的免疫器官……

有个成语叫“咽喉要道”，为什么咽喉这么重要呢?

第一，它是连接身体外和内的唯一通道；第二，在我们人体奇经八脉里和十二正经中，除了带脉不过咽喉，除了膀胱经和心包经不直接过咽喉，剩下的十条经络都通过咽喉。

临床上有一些名医，往往看一眼患者的咽喉，就开方了。比如说孟河医派的传人，只要一看到患者的咽喉部出现了红肿，就能判断出他的病一定不是在少阳就是少阴。而少阳和少阴很好区别，一搭脉，一看面色、舌象就分出来了。

这个方法的准确率非常高，所以很多人会了一个绝活，甚至可以吃一辈子。

比如柴胡派，用一个小柴胡汤治了一辈子病；还有一些中医，开逍遥散开了一辈子，发现逍遥散有 108 种变化；还有的一辈子就开一个处方——麻黄附子细辛汤，因为他们医术精湛，救人无数，实至名归，最后都成为国家级名老中医。

这些大师之所以能有所成就，是因为他们都把握了处方或是疾病的共性。比如孟河医派的传人，就领悟了“一阴一阳结，谓之喉痹”的调治理念，所以只要是符合“喉痹”特点的，开完药之后就效如桴鼓。

从西医来讲，我们的咽喉部上面是腺样体，两边是扁桃体，下边是舌下淋巴结，和咽喉的淋巴结和颌下淋巴结形成了一个闭环，所以我们常叫它为咽喉淋巴环。咽喉淋巴环是我们人体的自身免疫器官，如果这个免疫器官被活化，就会出现很多病，比如说我小时候经常发烧，也没什么大病，可是嗓子一疼就发烧，一发烧必会嗓子疼。

等长大后我了学了中医才知道，其实“嗓子一疼就发烧，一发烧必会嗓子疼”这种病就是正邪效症（指人体的免疫系统与致病因子的战斗），表现为发热、咽喉肿痛——也就是西医的病毒性感冒、扁桃体炎，其实这种情况，临床上在很多小朋友身上都非常常见。

而且现在临床上很多小朋友反复的淋巴结发炎以后，很多人都选择了手术摘除淋巴结，切了之后就再也不会因为扁桃体化脓而出现发热了，但是我们也少了一个免疫器官。

而中医孟河一派治扁桃体发炎、化脓的绝活是什么呢？不需要切除，用黄芩汤、小柴胡汤或甘草汤、桔梗汤就可以治好。

这类疾病比较常见、反复的有扁桃体化脓、腺样体肥大，严重的会引发心肌炎和肾炎。

为什么嗓子疼会引起这么多疾病呢？

有人问，为什么嗓子疼会引起这么多疾病呢？

西医认为，有一种细菌叫链球菌，链球菌感染了咽喉部之后会化脓，而且链球菌除了侵犯扁桃体，还侵犯我们的心肌和肾，所以如果你感冒后没有及时采取措施清除链球菌，它就会往心脏侵犯，发展成心肌炎或肾炎。很多肾病怎么得的，就是因为感冒导致的，甚至有的人得了肾炎，最后变成了尿毒症。

中医是怎么判断的呢？吴雄志教授管这种病叫伏邪，《黄帝内经》和《伤寒论》上都提到。

什么是伏邪？就是潜伏在体内的一种邪气，反复发作。用药就会减轻，停药或吃辛辣的食物，这个病又会复发。比如，肾炎、心肌炎、胆囊炎、一些病毒感染等疾病，其实都是伏邪。

如果有咽喉部的问题，平时要少说话、少吃辛辣的，可以多咽唾液——道家叫作吞津，可以用黄芩、甘草、桔梗这些药物泡茶……

扁桃体发炎时，可以用胖大海泡水来调理。

一位朋友曾给我讲过一个故事，说他小时候出现嗓子痛，他的奶奶会去买五角的甘草泡一杯，喝了之后嗓子就好了。其实这个方法非常高明，这是张仲景《伤寒论》里的方法。

张仲景告诉我们，只要出现了咽喉痛就用甘草汤。其中的甘草就相当于激素，它具有消炎、止疼的作用，包括我现在在临床上治疗咽喉止痛，都特别喜欢用这种办法。

14 奇人奇貌，身上都会有普通人没有的东西

当一个人性格犹豫不决，肯定是胆气不足

前几年有一部很火的电视剧叫《宰相刘罗锅》，里面的刘罗锅是驼背。很多人都说驼背的人非常聪明，是不是这样呢？

驼背分为两种，第一种像刘罗锅一样，这属于先天的畸形；还有一种是后天形成的，这种人生下来的时候是正常人，后因各种原因慢慢驼背了。

这两种情况要分开来看，像宰相刘罗锅这种先天的驼背，在传统文化里叫作奇人奇貌。

凡是有奇貌的人，一般身上都会有一种特性，是普通人所不具备的。所以容易剑走偏锋，要么特别成才，要么就是特别不成才。这个“奇”，指的是他跟普通人不一样。

还有一些人先天是正常的，可是后天驼背了。

从中医望诊的角度来说，我们的颈椎主要有两个肌群，一个是颈椎后侧的太阳经筋肌群，负责把头部跟胸部往后拉；另一个少阳经筋肌，在我们颈椎两侧，有胸锁乳头肌和斜角肌，负责把胸部往前拉。

所以，当一个人性格犹豫不决，那肯定是胆气不生，少阳伸缩肌之气不足，导致少阳经筋收缩痉挛，由此把头部、颈部、胸部往前拉，慢慢人就驼背了。

除了先天驼背的人，我们在临床上一看到驼背的人，就知道他的病在少阳经筋，这种人体内少阳生发之气不足，宗气不足，性格懦弱，遇事犹豫不决，做事拖沓。

中医认为，宗气“贯心脉而行气血”，也就是说，宗气在体内运行的时候，首先在消化系统运动，再往下分别通过肝脏、胃部、肠道、脾脏，这样可以起到促进消化的作用；另外，当它在这些脏器运动的时候还可以扩张我们的动脉、静脉，促进全身血液循环。

所有的功法都需要含胸拔背

很多人不明白什么叫含胸拔背，不是挺胸太过，就是不及，变得点头哈腰了。

什么叫作含胸拔背？相当于一条线，提着你的百会穴就能把你提起来。而百会在哪儿？正好在我们头顶的旋中，所以当你想象有一条线攥吊着你头顶的旋把你提起来的时候，你的下巴自然会内含，这叫含胸；而脊柱自然地正直，这叫拔背。

要知道，含胸拔背才是一个人最中正的状态。中正是我们一直追求的标准和目标。

宗气来源于哪里？源于我们的先天肾气、后天脾胃之气和从自然界呼入的清气。

人老了之后，肾气会衰弱，消化功能减退，肺活量也减少了，这三种气全少了，慢慢地宗气就少了。宗气一少人就会驼背，所以我们管老年人驼背叫作肾气衰、脾气衰、肺气衰。驼背仍然是望诊判断老年人身体健康与否的一个标准。

15 鬼扭青真的是遇见鬼了吗？

“鬼扭青”其实是血小板异常

在临床上，我们偶尔可以看见一些人，腿没有磕碰，但莫名其妙会青一块，这是怎么回事？

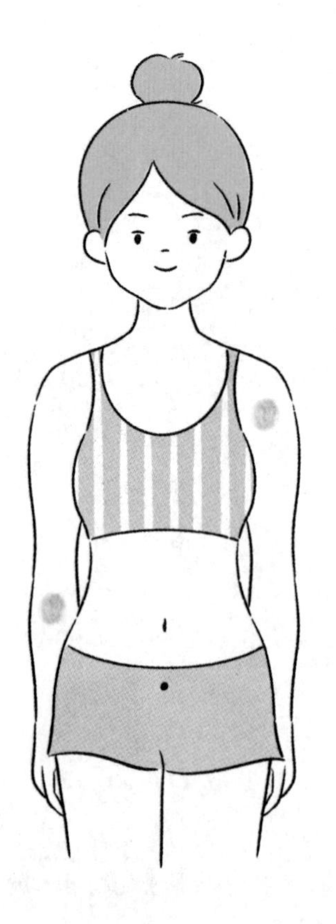

民间管这种情况叫作鬼扭青，很多人发现自己睡了一觉，第二天早上一起，自己大腿、小腿、肚子上或胳膊上突然青了一块，就像被人扭伤了一样，可是他睡觉时没有碰着，也没有梦游，也没有磕绊，不知道怎么青的，大家都不明其理，就传说像晚上被鬼扭了一下，故名鬼扭青。

实际上，从医学的角度来看，这是我们血小板的凝血功能不好，血液从血管破裂出来，出到了皮下，就形成了我们看到的淤青。

为什么会皮下出血呢？因为我们的血小板异常。

“鬼扭青”暗示着身体有什么问题呢？

鬼扭青的情况可大可小，分为三种：

第一种属于比较轻的，偶尔出现的，常见于女性月经前后，由于雌激素的变化导致的——女性月经之后雌激素水平很低，月经过后会慢慢升高，雌激素水平高了就容易出现皮下出血，这是正常的生理改变。这种情况不需要治疗，月经过去之后就好了。

第二种是需要治疗的，属于雌激素灭活障碍，常见于一些肝病，比如乙肝、肝功能异常、肝硬化、肝癌，这种情况导致的皮下瘀血需要积极地治疗。

在临床上还有一些少见的病也会出现“鬼扭青”，这些病都比第一种情况要重，比如说骨髓肿瘤，骨髓造血。血小板是在骨髓当中生成的，如果出现了血液系统的肿瘤，也就是血小板生成得太少了，就容易出血。再比如肝硬化之后，会导致脾功能亢进，脾会越来越大，开始破坏血小板，血小板被破坏多了，也容易出血。

第三种情况可大可小，是免疫系统攻击血小板，把血小板破坏了，导致血小板数量低了，最常见的就是过敏性紫癜。

如果我们身上出现了“鬼扭青”，偶尔出现的是最轻的，大多跟月经有关；如果是经常出现，就需要我们去正规医院系统地检查，看看到底是骨髓的问题、肝的问题，还是免疫系统的问题，都排除之后才能放心。

出现了“鬼扭青”怎么办？

首先，我们要明确诊断是什么原因。骨肿瘤有治骨肿瘤的办法，肝病有治肝的办法，免疫系统有调节免疫系统的办法。

如果是肝病，预防的办法肯定是打乙肝疫苗，远离酒精。如果是普通的、最轻的血管破裂，那我们要保护血管，预防出血，最简单的办法就是平常拿槐花、菊花、荆芥这三味药当茶喝就可以了。

大家一定要意识到，鬼扭青是外在的表象，这说明我们出现了某些疾病。我们要学会见微知著，通过外在的表现，清晰自己身体的问题。